요가 하는데 왜 아프죠?

일러두기
- 본 책에서는 인체 근골격계 모든 근육을 다루고 있지 않습니다. 해부학을 처음 접하는 분들을 위해 어깨관절, 엉덩관절, 척추 부위에 한하여 중요성이 높은 근육들을 위주로 자세히 설명하였습니다.
- 해부학 용어는 과거에는 한자어로 많이 쓰였지만, 최근 들어 순수 한글 표기로 바뀌고 있는 추세입니다. 혼란을 방지하기 위해 근육을 처음 설명할 때에만 한자어와 한글 표기를 병행하였습니다.
- 요가 자세의 이름은 산스크리트어명과 한글명을 함께 표기하였습니다.

요가 해부학으로 배우는
건강하게 요가 하는 법

요가 하는데 왜 아프죠?

이재은 글 · 요니원 그림

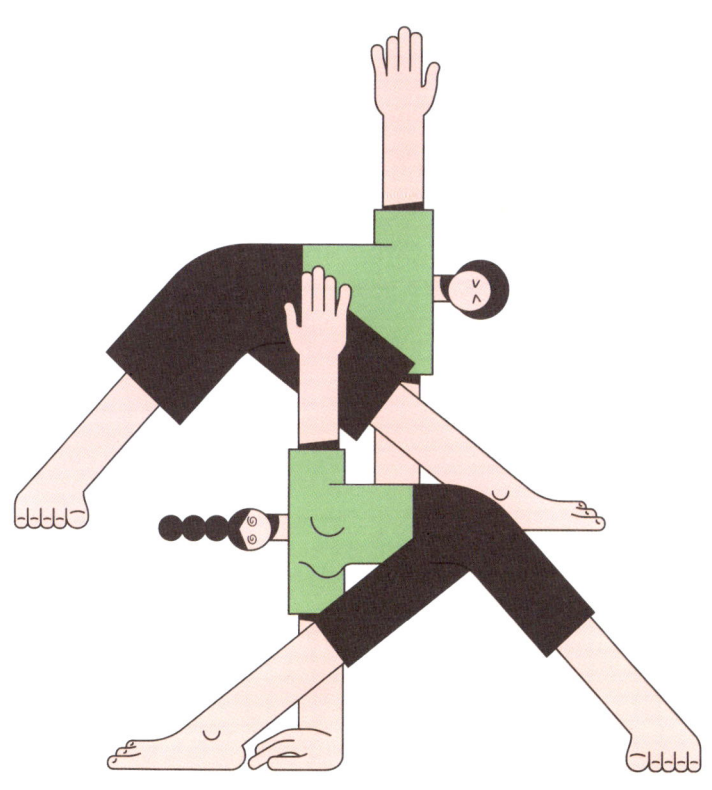

자음과모음

프롤로그
요가 해부학 공부를 시작하기 전

요가를 하는데 해부학을 왜 알아야 하나요?

많은 수련자가 왜 특정 아사나(요가 자세)가 안되는지, 혹은 왜 특정 아사나를 할 때 통증이나 부상이 생기는지 궁금해하고 고민합니다. 물론 요가를 10년 이상 매일 수련한 사람은 자신의 몸이 어떻게 작동하는지 매우 잘 알고 있을 것입니다. 해부학 용어나 이론을 굳이 가져다 붙이지 않아도, 운동감각적인 경험은 몸에 대해서 알아가는 매우 실전적이고 강력한 방법이기 때문입니다.

하지만 일정 기간 이상 수련하지 못한 사람들은 몸에 대한 공부를 시작해야 합니다. 만약 아직 본인의 몸을 알아가는 수련에 충분한 시간을 투자하지 못했다면, 해부학을 공부하는 것이 효과적인 대안이 될 수 있습니다. 해부학을 알아가면서 자신의 몸과 다른 사람들의 몸을 자세하게 관찰하고 이해할 수 있게 되면, 요가를 할 때의 통증과 부상에 관한 궁금증과 고민을 해결할 수 있습니다.

아헹가 선생(B.K.S. Iyengar)이 "요가 전 나의 몸은 한 덩어리였고, 나의 마음은 조각조각 나뉘어 있었다. 요가 후 나의 몸은 조각조각 나뉘었고, 나의 마음은 완전한 하나가 되었다"라고 말한 것처럼, 아사나 수련과 해부학 공부를 통해 자신의 몸을 섬세하게 자각하게 된다면 더 깊은 요가의 상태를 경험할 수 있을 것입니다.

해부학을 쉽게 알 수 있는 팁이 있나요?

근육을 공부할 때에는 근육의 이름·모양·위치·부착부·기능을 우선적으로 이해하고 암기하는 것이 필수입니다. 근육은 입체적인 골격 구조 안에서 생긴 모양대로 기능합니다. 따라서 근육의 부착부를 입체적으로 기억하고, 해당 근육이 수축하면 어떤 운동이 일어날지 상상하는 연습을 많이 해야 합니다. 만약에 책만 보고 이러한 상상을 하는 것이 어렵게 느껴진다면, 유튜브에 '○○(근육명) 3D'를 키워드로 검색하면 쉽게 찾아볼 수 있습니다. 또한 해부학 애플리케이션을 사용하는 것도 좋습니다. 저는 3D로 근골격계를 볼 수 있는 애플리케이션을 스마트폰에 설치해서 궁금한 점이 생기거나 다른 수련자에게 설명을 할 때 요긴하게 사용 중입니다.

해부학을 배워도, 어떻게 아사나를 해부학적으로 접근해서 수련해야 할지 모르겠어요.

대부분의 아사나는 여러 관절의 복합적인 운동이 한꺼번에 일어납니다. 이럴 때는 큰 관절 위주로, 몸통에서 가까운 부위에서부터 움직임을 분석하는 것이 필요합니다. 요가 수련 중 아사나에서 주요하게 사용되는 어깨, 엉덩관절(고관절), 척추와 같이 크게 세 부분으로 움직임을 나누어서 접근하면 보다 수월합니다. 그리고 관절에서 움직임이 일어날 때에 두 부착부 중 움직이는 부위와 움직이지 않는 부위를 구분할 수 있어야 합니다. 물론 두 부위 모두 움직이는 경우도 있고, 두 부위 모두 움직이지 않는 경우도 있습니다.

다음으로는 각 관절의 거상, 전인, 외회전, 상방회전 등 움직임을 표현하는 용어를 정확하게 이해하고 익숙하게 사용할 수 있어야 합니다. 그러면 각 관절에서 본인이 어려워하는 움직임을 정확한 용어로 표현할 수 있게 되고, 해당 움직임에 관여하는 주동근(움직임을 주도하는 근육)과 보조근(주동근을 도와 움직임을 보조하는 근육) 그리고 길항근(주동근과 반대되는 방향으로 움직임을 조절해 주는 근육)을 보다 쉽게 떠올릴 수 있게 됩니다.

추가적으로 보통 근육의 뭉침과 굳어짐이 있게 되면, 해당 근육이 기능하는 방향으로의 움직임은 문제가 없는 반면에 반대 방향으로의 움직임에서는 통증이나 기능 제한이 생기는 경우가 많다는 점을 참고해야 합니다. 예를 들어, 평소 달리기를 많이 하는 사람이라면 허벅지 뒤에서 무릎을 굴곡(굽힘)하는 기능을 하는 대퇴이두근이 타이트해지기 쉽습니다. 이런 경우에, 무릎을 굴곡하는 웃카타아사나(의자 자세)에서는 허벅지 뒤쪽의 통증이나 불편함을 느끼지 못하지만, 웃타나아사나(선 전굴 자세)와 같이 무릎을 펴고 앞으로 숙이는 자세에서는 타이트한 대퇴이두근으로 인해서 전굴(엉덩관절을 축으로 몸통과 다리가 가까워지도록 앞으로 숙이는 움직임) 각도의 제한을 보이고 불편함을 호소하게 됩니다.

  정리하면, 평소 수련 중에 자신에게 어렵게 느껴지는 아사나를 만난다면 먼저 어깨, 엉덩관절, 척추의 세 부분 중 어디에서의 움직임이 어렵게 느껴지는지 가려냅니다. 그 관절에서 본인이 어려워하는 움직임에 해당하는 용어 표현을 생각해봅니다. 그리고 그 움직임을 만들어내는 주동근과 보조근, 그리고 그 움직임을 방해하는 길항근을 떠올려봅니다.

  이러한 과정이 해부학을 처음 시작할 때에는 굉장히 복잡하게 느껴질 것이고, 책을 앞뒤로 넘겨가며 찾아보아야 하기 때문에 시간도 많이 걸릴 것입니다. 하지만 아사나 수련을 할 때마다 해부학적 분석을 반복하여 연습한다면, 해부학 공부가 머릿속에만 남는 것이 아니라 본인의 몸에 각인됩니다. 그러면 나중에는 책을 찾아보지 않고도 익숙하지 않은 아사나를 하기 위해 필요한 해부학적 요소들을 빠르게 생각해낼 수 있을 것입니다.

전신 근골격계 미리보기

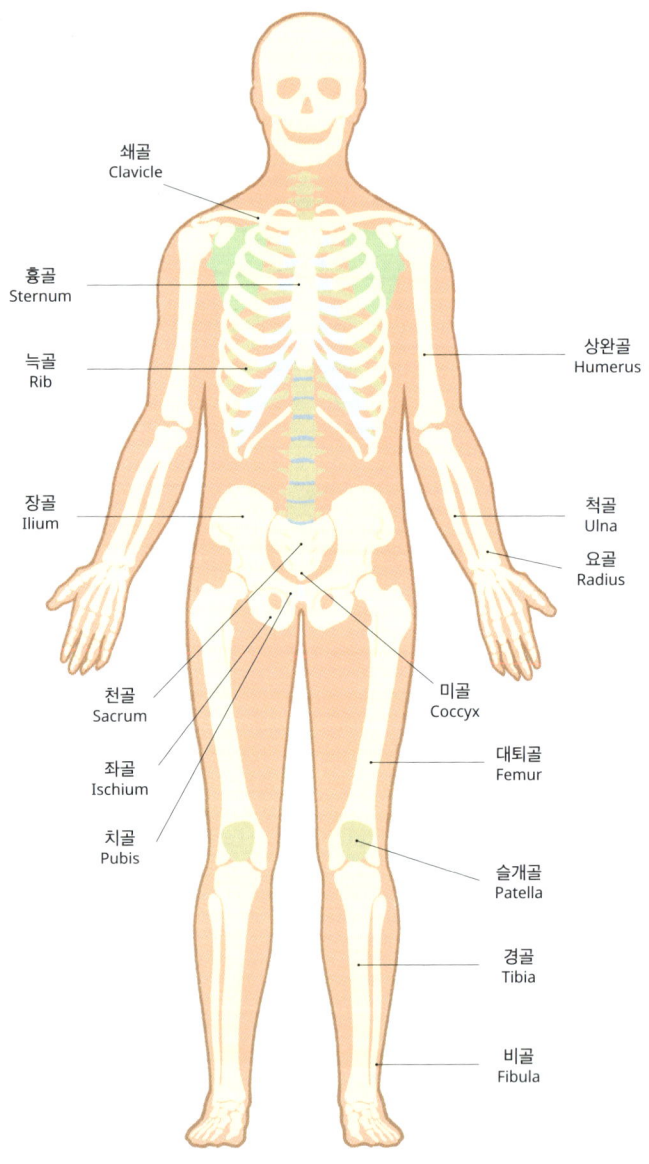

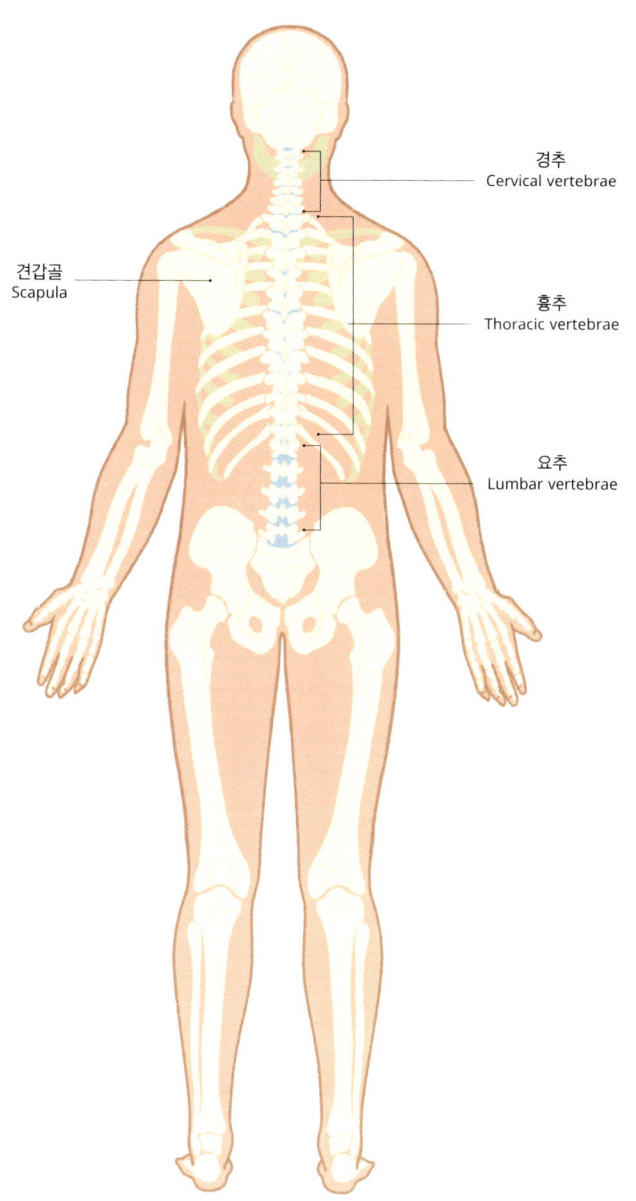

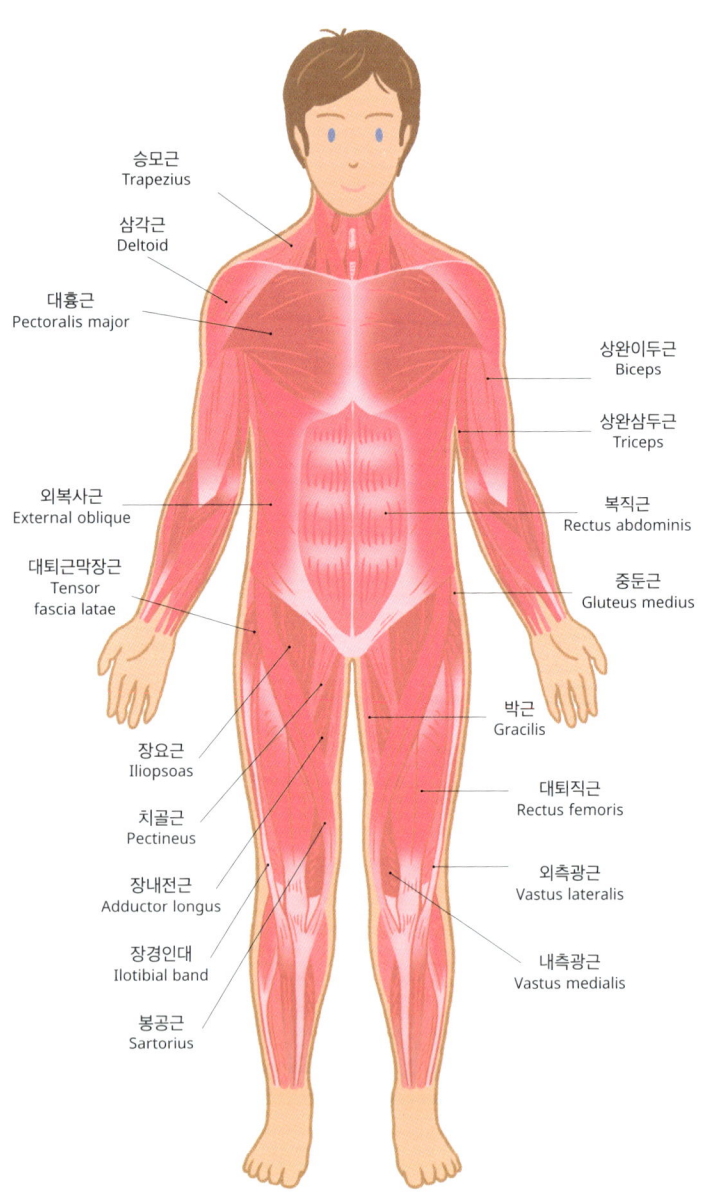

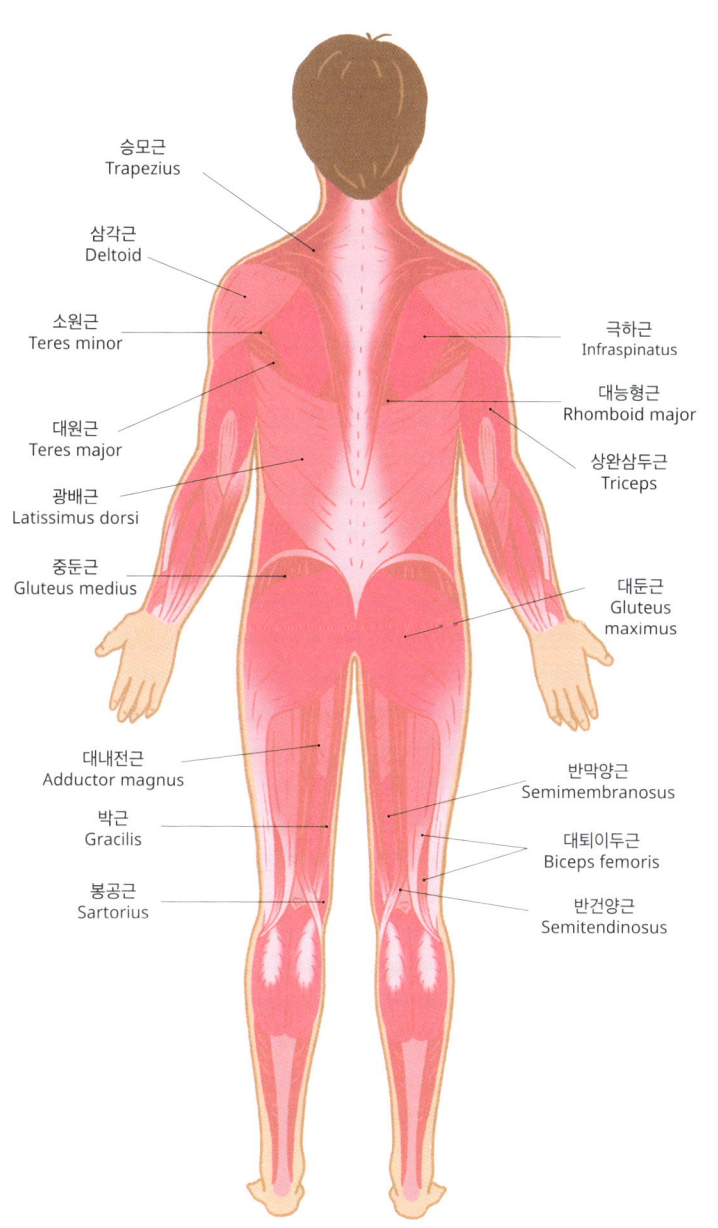

차례

프롤로그: 요가 해부학 공부를 시작하기 전   4
전신 근골격계 미리보기   8

PART 1. 어깨

1 어깨와 요가

우리의 어깨가 아플 때   17
라운드숄더를 교정하는 운동   21
어깨, 다치지 않고 요가 하기   25

II 어깨의 구조와 근육

견갑대의 구조   34
어깨관절의 근육   37
상관골을 움직이는 근육들   40
견갑골을 움직이는 근육들   44

III 어깨의 움직임

상완골의 움직임   53
견갑골의 움직임   55
견갑상완리듬   57

IV 아사나의 해부학적 분석 접근 방법

요가와 어깨관절 관련 Q&A   65
어깨와 목을 위한 요가 시퀀스   69

PART 2. 엉덩관절

I 엉덩관절과 요가

우리의 '엉치'가 아플 때 74
엉덩관절, 다치지 않고 요가 하기 77
엉덩관절의 기능에 따른 근육과 요가 78
요가 수련과 천장관절의 안정성 84
후굴 수련과 엉덩관절의 관계 90
건강하게 후굴 동작 하는 방법 94
우르드바다누라아사나 잘하는 법 100

II 엉덩관절의 구조와 근육

엉덩관절의 구조 105
엉덩관절의 근육 107

III 엉덩관절의 움직임

대퇴골의 움직임 123
골반의 전방회전과 후방회전 125

IV 아사나의 해부학적 분석 접근 방법

요가와 엉덩관절 관련 Q&A 131
엉덩관절을 위한 요가 시퀀스 142

PART 3. 척추와 코어

I 척추와 요가

우리의 척추가 아플 때 — 145
척추와 코어, 다치지 않고 요가 하기 — 151
요가 수련 중 코어를 잘 쓰는 방법 — 152

II 척추의 구조와 근육

척추의 구조 — 155
척추의 근육 — 162
코어의 근육 — 168

III 척추의 움직임

IV 아사나의 해부학적 분석 접근 방법

요가와 척추 관련 Q&A — 184
척추와 코어를 위한 시퀀스 — 187

부록

I 요가와 호흡 — 191
II 요가와 부상 — 197
III 인체의 세 가지 면 — 210

각 부위별 뼈와 근육 이름 적어보기 — 214
참고자료 — 218

PART 1. 어깨

"유연성이 없는 힘은 쓸모가 없고,
힘이 없는 유연성은 위험하다."

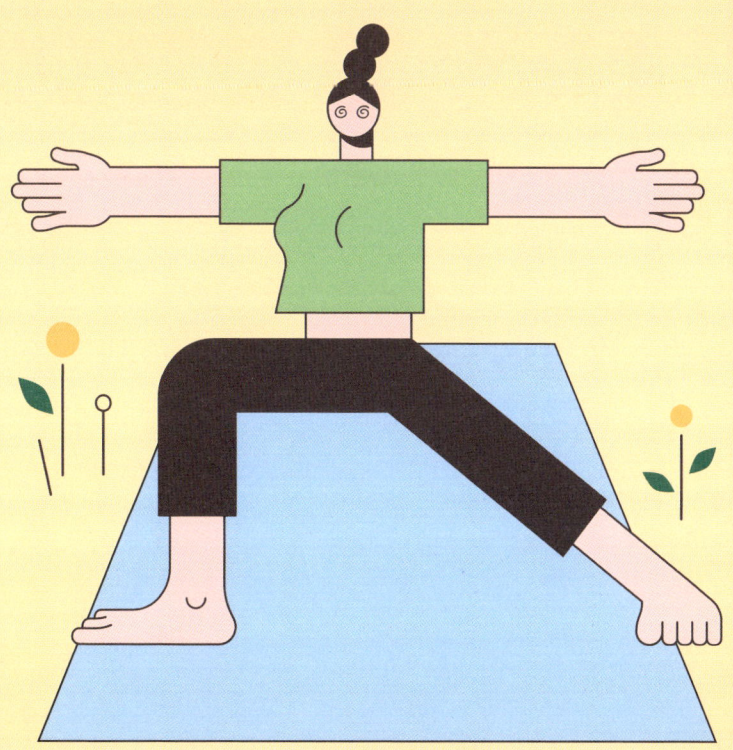

어깨는 몸통과 팔이 이어지는 부분으로 쇄골, 견갑골, 상완골이 서로 관절을 이루는 복합체이다. 어깨의 구조와 움직임, 관련된 근육들의 기능을 이해하는 것은 건강한 요가 수련을 하는 데 무척 중요하다. 이 장에서는 현대인들이 많이 겪는 어깨 통증 사례인 라운드숄더, 어깨충돌증후군을 요가로 예방하는 방법을 소개한다. 또한 어깨를 보호하며 부상 없이 요가 수련을 할 수 있는 방법도 알아본다.

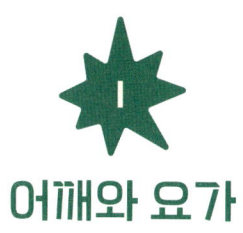

어깨와 요가

1. 우리의 어깨가 아플 때

어깨관절은 우리 몸에서 가장 가동성이 좋고, 역동적이며 복잡한 구조를 가진 동시에 부상에 취약하다. 어깨는 총 5개의 관절로 이루어지는데, 3개는 진성관절이고 2개는 가성(기능적)관절이다. 이 중 어깨관절 복합체인 관절와상완관절은 공과 소켓 모양의 구조(공 모양의 둥근 뼈가 컵 모양 뼈의 오목한 부분에 들어간 구조)로 움직임의 각도가 다양하지만, 그만큼 부상이 생기기도 쉽다. 이처럼 어깨관절은 큰 가동 범위를 운동하면서도 안정성을 유지해야 하는 숙제를 가진 관절이다.

　일상 속에서 발생하는 어깨 통증의 시작점에는 '라운드숄더'와 '어깨충돌증후군'이 있다. '라운드숄더'는 어깨가 가슴 안쪽으로 동그랗게 굽은 형태를 말하며, 책상 앞에 장시간 앉아 일하는 현대인들에게서 흔하게 볼 수 있는 체형이다. 라운드숄더가 있는 경우, 보기에 안 좋을 뿐만 아니라 어깨의 기능을 떨어뜨리며 통증을 유발하고 '어깨충돌증후군'으로 이어지기도 한다.

1) 라운드숄더란?

라운드숄더는 윗 등을 기준으로 위팔과 견갑골의 상대적인 위치를 가지고 이야기한다. 어깨의 가장 최적화된 위치는 견갑골(날개뼈)이 등 상부 위를 평평하게 가로지르며, 옆에서 보았을 때 어깨와 팔이 목 바로 아래 같은 선상(중력중심선)에 놓이는 상태이다. 참고로 중력중심선(line of COG)은 우리 몸의 골반 안쪽에 위치하는 중력중심(center of gravity, COG)을 지나는 수직선을 의미한다. 신체의 특정 부위들이 중력중심선에 일치하게 위치할 때 인체는 최소한의 긴장과 스트레스로 최대한의 효율을 낼 수 있다.

다음 그림 두 자세를 비교해보자. 라운드숄더를 해부학적 자세와 비교해보면, 두 모습 간의 뚜렷한 차이를 확인할 수 있다. 해부학적 자세에서는 귓구멍-어깨 중심-엉덩관절 중심을 이은 선이 중력중심선과 일치하는 이상적인 정렬을 보이며, 이는 적절한 체중 부하(자신의 신체에 실리는 몸무게)의 분산을 통해 인체의 여러 조직이

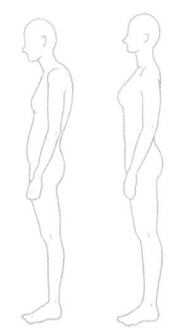

라운드숄더(좌)와
해부학적 자세(우)의 비교

정상적으로 기능할 수 있도록 한다. 반면 라운드숄더에서는 윗 등이 둥글게 말리면서 어깨의 기초를 만들고 있는 뼈인 견갑골이 중력중심선에서 뒤쪽으로 밀려나게 되는데, 이는 위팔이 기존에 있어야 할 위치에서 더 앞으로 빠지게 만든다. 라운드숄더가 반드시 통증을 유발하는 것은 아니지만, 이러한 부정렬(misalignment, 이상적인 정렬에서 벗어난 상태)은 정상적인 어깨의 기능을 온전하게 사용할 수 있는 능력을 떨어뜨릴 수밖에 없다.

2) 라운드숄더 자가 진단 해보기

자신이 라운드숄더인지 아닌지는 아주 간단한 테스트를 통해 쉽게 확인해볼 수 있다.

① 평소 자세대로 앉아서 팔을 머리 위로 최대한 들어 올리려고 해본다. 이때 위팔이 얼마나 높이 들어올려지는지 체크한다.

② 키가 커지도록 척추를 곧게 펴서 앉은 자세로 어깨와 견갑골을 부드럽게 뒤로 그리고 아래로 당긴 상태에서 다시 팔을 들어 올려본다. 마찬가지로 위팔이 얼마나 높이 들어올려지는지를 체크한다.

③ 만약 라운드숄더라면 첫 번째 경우보다 두 번째 경우에 팔이 더 부드럽게 높이 올라가며 확연한 차이를 보일 것이다. 이는 평소 자세가 라운드숄더로 인해 등 상부와 견갑골

의 위치가 좋지 않아 기본적인 어깨 기능을 온전히 발휘할 수 없는 상태라는 것을 의미한다.

라운드숄더의 가장 주요한 원인은 바로 자세 습관이다. 당연한 이야기이지만, 우리가 하루 종일 컴퓨터 앞에서 목, 등 상부, 어깨를 구부정하게 하고 앉아 있으면, 옆에서 보았을 때 목-등 상부-어깨의 중심을 연결하는 선이 중력중심선에서 벗어나게 된다. 그리고 시간이 지남에 따라 지속적으로 중력의 무게가 작용해서 더 앞으로, 더 아래로 쏠리는 악순환을 만들어낸다. 이러한 악순환으로 목, 등 상부, 어깨의 근육들이 경직되어 구부정한 자세 변화가 굳어지는 것이다.

우리 몸은 가장 많이 노출되는 자세를 우선으로 학습한다. 때문에 우리가 일상생활에서 무의식적으로 어깨를 구부정하게 한다면, 우리 몸은 이에 적응하고 뇌는 이러한 자세를 새로운 '정상'으로 인식하기 시작한다. 따라서 라운드숄더를 교정하기 위해서는 바른 자세(측면에서 보았을 때 귓구멍-어깨 중심-엉덩관절 중심이 중력중심선 위에 위치하는 상태)를 지속적으로 연습하는 것이 중요하다. 우리 몸을 바른 자세에 지속적으로 노출하면서 정상적인 정렬과 자세를 익숙하게 만들어야 한다.

2. 라운드숄더를 교정하는 운동

다음 소개하는 운동은 일상 속에서 실천할 수 있는 라운드숄더 교정을 위한 운동이다. 라운드숄더를 예방해야 추후 어깨충돌증후군과 같이 더 심한 통증을 유발하는 질환을 예방할 수 있다.

1) 등 상부 가동화 운동

뻣뻣하고 굽어 있는 등 상부의 경직이 지속되면 이상적인 어깨 위치를 회복하기 어렵다. 등 상부는 견갑골이 지나는 길이 되는데, 이것이 경직되어 있으면 길에 울퉁불퉁한 블록이 방해하고 있는 것과 마찬가지이다. 따라서 견갑골이 등 상부에 잘 얹혀질 수 있도록 등 상부를 움직여주는 것이 필요하다. 등 상부를 움직이는 운동으로 폼롤러를 활용하는 방법이 있다. 남성의 경우 견갑골이 끝나는 부위에, 여성의 경우 속옷 라인이 지나는 부위에 폼롤러를 두고 내쉬는 숨에 윗 등을 둥글게 말았다가 마시는 숨에 뒤로 펴기를 반복한다.

다음 동작은 우리에게도 친숙한 자세이다. 굳어져서 운동 범위가 제한되어 있는 등 상부를 움직이며 풀어주기 위한 고양이 자세와 소 자세이다.

그림과 같이 내쉬는 숨에 견갑

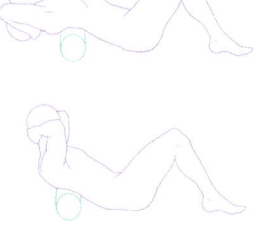

폼롤러를 이용한
등 상부 가동화 운동

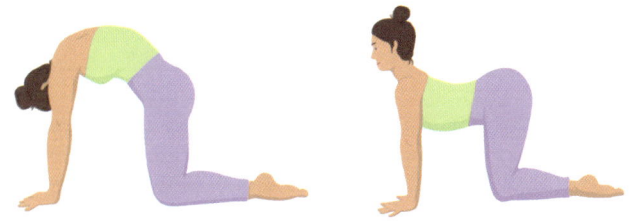

등 상부 가동화를 위한 고양이 자세(좌)와 소 자세(우)

골 사이의 윗 등을 천장을 향해 밀어내며 척추를 둥글게 말아 시선은 배꼽을 본다. 그리고 마시는 숨에 시선을 천장에 두고 견갑골 사이를 조여주며 엉덩이 쪽으로 내려준 후 가슴을 양팔 사이로 밀어내며 복부는 자연스럽게 늘어뜨린다.

2) 가슴 근육 스트레칭

어깨 앞쪽에 위치한 가슴 근육이 긴장하게 되면, 긴장한 가슴 근육이 어깨를 앞쪽으로 당겨서 어깨를 중력중심선상에 유지하기가 어렵다. 보통 가슴 근육의 긴장은 앞에서 설명한 등 상부의 경직에 대한 이차적인 반응으로 나타나기 때문에, 가슴 근육 스트레칭은 등 상부 가동화 운동과 같이 해야 효과적이다.

가슴 근육 스트레칭은 단단한 벽을 이용하면 좋다. 스트레칭하고자 하는 가슴 근육 쪽의 팔꿈치를 90도로 접

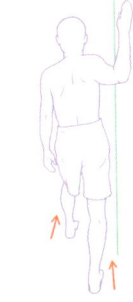

벽을 이용한 가슴 근육 스트레칭

어 'ㄴ' 자를 만든 후 벽의 모서리에 팔을 밀착하고, 반대쪽 다리를 한 걸음 앞으로 내딛어 몸을 앞쪽으로 기울인다. 그리고 가슴과 어깨가 연결되는 부위에서 느껴지는 깊은 자극에 집중하며 심호흡한다.

3) 견갑골 근력 강화 운동

등 상부 가동화 운동을 통해 견갑골이 뒤로 모이고 아래로 내려갈 수 있는 통로를 확보한 후에는 견갑골과 연결되어 있는 등 근육의 힘을 기르는 것이 중요하다. 등 근육은 견갑골이 이상적인 위치에 놓일 수 있도록 하며, 이는 어깨관절이 중력중심선 위에 잘 위치할 수 있도록 한다.

　　　벽을 이용한 견갑골 근력 강화 운동을 소개한다. 먼저, 벽으로부터 한 발자국 앞으로 나와 양 무릎을 살짝 굽히고 뒷통수, 양어깨, 양 골반 모두 벽에 밀착시킨다. 이 상태에서 양 손등이 벽에 닿은 상태로 팔을 들어올렸다가 팔꿈치가 90도 되는 지점까지 내려오는 것을 반복한다. 이때 견갑골 사이와 등의 뻐근함을 느낄 수 있다.

　　　다음은 엎드려서 할 수 있는 자세이다. 바닥에 이마가 닿도록 엎드린 상태에서 엄지손가락을 위로 올라가게 한 후 내쉬는 숨에 양팔을 각

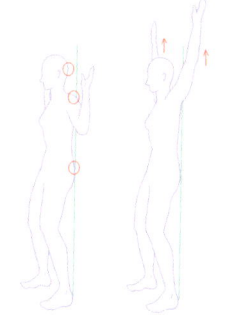

벽을 이용한 견갑골 근력 강화 운동

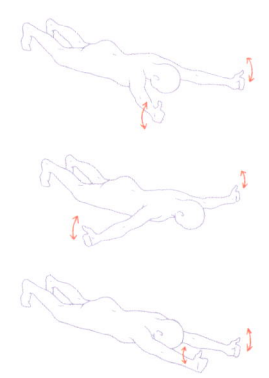

엎드려서 하는
견갑골 근력 강화 운동

각 'Y' 자, 'T' 자, '11' 자 모양으로 들어올리는 것을 반복한다. 이때 어깨와 팔을 제외한 다른 부위는 바닥에서 떨어지지 않도록 하며, 목에 불필요한 긴장이 들어가지 않도록 한다.

이러한 운동을 꾸준하게 실천하는 것도 도움이 되지만, 무엇보다 중요한 것은 일상생활 속에서 바른 자세를 지속적으로 유지하는 연습이다. 일상생활에서 바른 자세를 유지하기 위해서는 다음과 같은 방법을 실천해볼 수 있다. 예를 들어, 자신의 업무 환경에서 바른 자세를 유지할 수 있도록 업무 환경을 개선할 수 있다.

책상은 상판이 팔꿈치와 직각을 이루도록, 의자는 앉았을 때 무릎의 각도가 90도 정도로 허벅지가 수평이 되도록, 모니터의 높이는 모니터 상단이 내 눈높이에 오도록 조절하는 것이 이상적이다. 또한, 처음에 바른 자세를 실천할 때는 30분 주기로 스스로 자세를 점검하며 어깨의 위치를 의식적으로 체크하는 것이 좋다. 의식적으로 확인하기가 어렵다면, 주변 사람에게 나의 자세가 구부정하지 않은지 확인을 부탁하는 것도 방법이다.

3. 어깨, 다치지 않고 요가 하기

빈야사 요가는 아쉬탕가 요가에서 유래한 것으로 물 흐르듯 자연스럽게 동작을 연결하고 호흡과 함께 끊김 없이 움직이는 요가이다. 빈야사 요가에서는 차투랑가단다아사나(사지막대 자세, 이하 차투랑가)-우르드바무카스바나아사나(업독)-아도무카스바나아사나(다운독)로 이어지는 동작이 후렴구처럼 연결 동작으로 반복된다. 이 세 가지 동작 모두 바닥으로부터 몸통을 띄우기 위해 강한 상체 근력을 필요로 하며, 빠른 전환 동작을 부드럽고 정확하게 하기 위한 기술적인 숙련도를 필요로 한다. 특히 어깨관절은 높은 가동성과 복잡성으로 인해 쉽게 통증이나 부상으로 이어질 수 있는 부위이다.

초심자의 경우 기술적인 숙련도가 떨어질 뿐만 아니라 어깨를 포함한 상체의 힘으로 자신의 체중을 지지할 수 있는 힘이 부족하기 때문에 요가 자세를 무리해서 따라하다 보면 어깨관절에 스트레스를 주게 된다. 따라서 수련 초기에는 어깨에 실리는 몸의 무게를 줄이는 방향(예를 들어, 무릎을 바닥에 대고 차투랑가 진행)으로 동작을 변형하거나 다른 동작으로 대체해서 수련하는 것을 권장한다.

1) 차투랑가 가이드

차투랑가는 플랭크 자세에서 팔을 90도로 굽혀 내려간 채로 버

티는 자세로, 일반적인 푸쉬업 자세에서 양 팔꿈치를 몸통에 붙인 것과 비슷한 모양이다. 양손과 양발만 지면에 닿은 채 몸통을 띄운 상태를 유지할 수 있어야 하기 때문에 상체 근력, 그중에서도 특히 강한 어깨 근력을 필요로 한다. 이러한 이유로 차투랑가는 보통 빈야사 요가를 처음 접하는 초심자들이 가장 어려워하는 자세 중 하나이다. 여기서는 아직 어깨 근력이 부족하고 푸쉬업 자세를 하지 못하는 초심자들도 어깨를 다치지 않으면서 어깨 근력을 강화할 수 있도록 안전하게 차투랑가에 접근할 수 있는 방법을 단계별로 제시한다.

2) 차투랑가에서 어깨를 건강하게 지키는 두 가지 방법

첫 번째 방법은 어깨관절에서 팔이 신전되는(몸통보다 뒤로 가는) 방향으로 움직이지 않도록 하는 것이다. 대신 팔꿈치가 몸통의 옆면에 있도록 한다. 만약 몸통을 너무 낮추거나 어깨를 너무 아래로 꺼지게 하면, 팔꿈치가 몸통 뒤로 가게 되고 어깨관절 앞쪽에 부담을 준다.

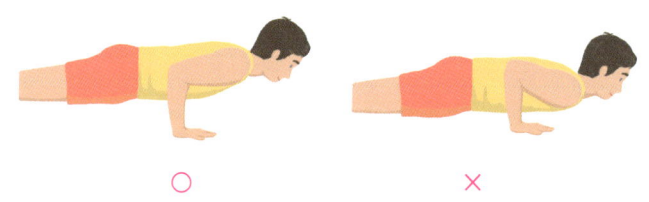

두 번째 방법은 팔꿈치를 몸의 옆쪽으로 단단히 조여서 몸

통으로부터 떨어지지 않도록 하는 것이다.

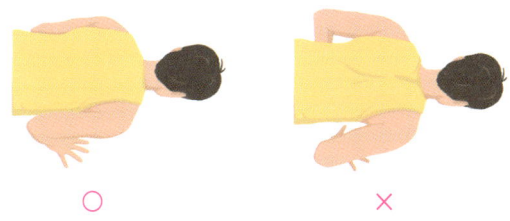

요가 동작 중에 부상으로부터 어깨를 보호하는 가장 효과적인 방법은 어깨의 안정성을 유지하는 것이다. 만약 이 두 가지 방법을 실행하지 않는다면, 어깨는 안정성이 떨어지고 취약해지기 쉽다. 어깨의 안정성은 다른 부위에 비해 떨어지는 측면이 있다고 했는데, 이를 이해하기 위해서는 우리 몸에 있는 어깨관절과 엉덩관절이라는 두 개의 주요한 공과 소켓 모양의 관절[1](Ball and socket joint)을 비교할 필요가 있다.

엉덩관절의 소켓은 대부분 뼈로 이루어진 깊은 컵 형태이다. 공(ball)에 해당하는 대퇴골의 머리 부분은 이 소켓 모양에 거의 완전하게 들어간다. 공이 소켓 깊숙이 들어가기 때문에 엉덩관절은 선천적으로 안정적이다. 이는 다시 말해, 대퇴골은 소켓에 들어가 있는 형태를 유지하기 위해 주변 근육들에 크게 의존하지 않는다는 것을 의미한다.

엉덩관절이 선천적으로 안정적인 것에 반해, 어깨관절의 공과 소켓 모양의 관절 구조는 선천적으로 불안정하다. 어깨의

엉덩관절과 어깨관절

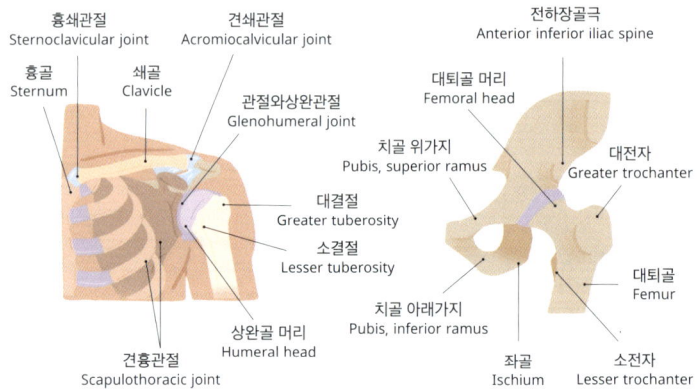

공과 소켓 모양의 관절(관절와상완관절)에서 견갑골상의 소켓(관절와)은 구조적으로 깊어 보이지만, 소켓의 구조 중 뼈로 이루어진 부분은 매우 얕고 소켓의 대부분은 인대와 근육으로 이루어져 있다. 따라서 소켓 안에 들어가 있는 상태를 유지하기 위해서 공에 해당하는 상완골은 근육, 인대 및 다른 요소들과 함께 협력해야 한다. 이는 주변의 근육, 인대 및 다른 요소들이 적절하게 기능하지 않는다면, 공이 소켓 밖으로 이탈할 수 있다는 것을 의미한다. 엉덩관절에서는 대퇴골 머리(Femoral head)가 완전히 장골(Ilium)에 의해서 감싸져 있다. 반면, 상완골 머리(Humeral head)는 견갑골의 관절와(Glenoid fossa)부분과 더 얕게 연결되어 있어 두 관절의 차이가 있음을 알 수 있다.

그러므로 어깨관절의 안정성을 유지하는 것이 차투랑가에

서 어깨를 안전하게 사용하는 가장 중요한 열쇠이다. 그렇다면 차투랑가에서 어깨의 안정성을 떨어뜨리고 부상에 취약하게 만드는 가장 흔한 상황은 무엇일까?

① 팔꿈치가 몸에서 멀어질 때
② 몸통이 팔꿈치 아래로 내려가고 어깨관절에서 팔이 신전될 때
③ 팔꿈치가 몸에서 멀어지는 동시에 몸통이 팔꿈치 아래로 내려갈 때 (①+②)

위의 세 가지 상황 중 하나에 해당될 때, 어깨의 안정성이 떨어지며 충돌증후군, 회전근개 염좌, 염증 등의 문제들로 이어질 수 있다. 반대로, 몸통을 팔꿈치와 같은 높이로 맞추고 팔꿈치를 몸통에 가깝게 조인다면, 어깨관절의 안정성은 최대화된다. 이는 매우 단순한 개념이지만, 실제로 수련할 때 차투랑가에서 이러한 어깨 위치와 정렬을 유지하는 힘을 키우는 것은 매우 어렵다. 따라서 수련자들이 차투랑가를 제대로 할 만큼 어깨 근력이 강하지 않거나 어깨 또는 손목에 문제가 있다면, 차투랑가를 대체할 방법을 모색해야 한다.

3) 추천하는 차투랑가 대체 방법
요가는 모두를 위한 것이지만, 차투랑가를 포함한 모든 요가 동

작이 내게 맞지 않을 수도 있다. 어깨, 팔꿈치 또는 손목 부상이 있다면 차투랑가를 하는 것은 일시적으로 피하고, 변형하거나 다른 동작으로 대체해야 한다. 차투랑가를 대체할 수 있는 네 가지 방법을 소개한다.

① 블록을 사용하는 방법

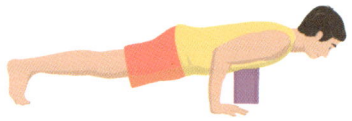

팔꿈치를 90도로 굽히고, 가슴 가운데의 복장뼈를 블록에 얹고, 다리를 편다. 블록은 상체의 무게를 받쳐주면서 다리와 코어의 힘을 사용할 수 있도록 한다.

② 양 팔꿈치에 스트랩을 사용하는 방법

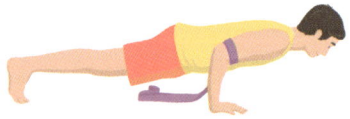

팔꿈치에 스트랩을 감으면, 몸통이 스트랩에 걸려서 팔꿈치보다 아래로 내려가지 못하게 되고 어깨관절에서 위팔이 신전되는 것을 방지할 수 있다. 또 스트랩은 몸통의 무게를 약간 받쳐주어 자세가 무너지지 않도록 도와줄 뿐만 아니라 어깨, 코어 그리고 다리의 힘을 사용할 수 있도록 돕는다.

③ 한쪽이나 양쪽 무릎을 바닥에 대는 방법

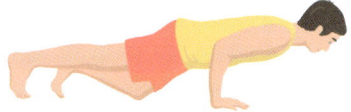

땅에 무릎을 대는 것은 내 체중의 일부를 지지해주고 상체를 더 잘 쓸 수 있도록 도와준다. 도움이 필요한 만큼 한쪽 또는 양쪽 무릎을 바닥에 댈 수 있다. 이 방법은 앞의 두 가지 방법보다 더 많은 상체 힘을 요구하지만, 특별한 도구가 필요 없어 빠른 속도의 빈야사 수업에서도 쉽게 사용할 수 있다.

④ 살라바아사나(메뚜기 자세)로 대체하는 방법

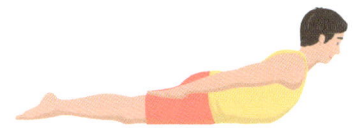

어깨나 손목의 통증 혹은 부상으로 차투랑가를 할 수 없다면, 플랭크에서 바로 바닥으로 내려가 살라바아사나(메뚜기 자세)를 하는 것이 좋은 대체 방법이 될 수 있다. 살라바아사나 자세는 어깨관절과 견갑대의 심부 안정화 근육들을 강화시킨다.

앞서 차투랑가에 대한 설명처럼 요가 아사나를 기술적으로 정확하게 하는 것도 중요하지만, 시퀀스 전체에서 시행되는 빈야사 동작의 횟수를 균형 있게 재조정하거나 동작을 다양화하는 것 또한 필요하다. 예를 들어 아도무카스바나아사나(다운독)-플랭크-차투랑가로 이어지는 빈야사 동작은 어깨의 여러 부위 중 앞쪽과 옆쪽을 집중적으로 강화하는 반면, 어깨와 등의 뒷면에 해당하는 견갑골 주변 근육, 광배근, 어깨 내/외회전근 등은 상대적으로 소외된다. 또 아도무카스바나아사나-플랭크-차투랑가를 살펴보면, 당기는 근육에 비해 미는 근육을 더 많이 사용하게 되어 있다. 미는 근육들과 당기는 근육들은 서로 반대되는 힘과 방향성을 가지고 인체 골격의 균형을 맞춰주는데, 한쪽으로만 지나치게 반복적으로 움직인다면 균형이 깨지고 취약한 부위로 통증과 부상이 뒤따를 수밖에 없다.

따라서 빈야사 요가를 수련할 때 어깨의 앞면과 뒷면 그리고 미는 근육들과 당기는 근육들 간의 균형을 생각하며 빈야사 동작의 수행 빈도·강도·동작의 다양화를 몸의 상태에 따라 조절하며 수련해야 한다. 그렇다면 요가로 인한 어깨 통증이나 부상을 크게 줄일 수 있을 것이다.

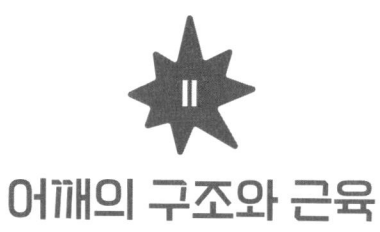

어깨의 구조와 근육

어깨의 구조는 상완골, 견갑골, 쇄골로 이루어진 견갑대를 중심으로 설명할 수 있다. 이 세 뼈는 진성관절과 기능적 관절을 구성하며, 이 어깨관절들은 어깨의 광범위한 운동 가동 범위를 가능하게 한다. 어깨의 근육들은 크게 상완골을 움직이는 근육들과 견갑골을 움직이는 근육들로 구분된다. 상완골을 움직이는 근육으로는 어깨의 대표적인 근육으로 알려진 회전근개와 대흉근, 광배근, 삼각근이 있으며, 견갑골을 움직이는 근육으로는 전거근, 승모근, 견갑거근, 소흉근, 대소능형근이 있다.

1. 견갑대의 구조

상완골(Humerus), 견갑골(Scapula), 쇄골(Clavicle)과 이와 관련된 근육 및 인대로 이루어진 구조를 견갑대(Shoulder girdle)라고 한다. 견갑대는 상체의 다양한 동작을 가능하게 하며, 상체의 움직임과 안정성을 유지하는 역할을 하고, 어깨 근육의 힘을 상완골을 통해 손에 전달하는 역할을 한다. 견갑대는 상체 자세를 조절하는 중요한 역할을 하기 때문에 올바른 자세를 유지하기 위해서는 견갑대의 안정성이 필요하다. 견갑대를 이루는 상완골, 견갑골, 쇄골 각각의 움직임이 어깨관절 복합체의 전체적인 기능을 만들어낸다. 어깨관절은 3개의 진성 관절(True joint)과 2개의 기능적 관절(Functional joint)이 있어서 총 5개의 관절로 구성된다.

1) 어깨의 진성관절

쇄골의 한끝은 가슴 한가운데에 있는 납작하고 긴 복장뼈(Sternum)에 붙어서 흉골쇄골관절(Sternoclavicular joint)이 되는데, 이는 인대로 결합되어 있어서 움직임이 거의 일어나지 않는 관절이다. 쇄골의 다른 한끝은 견갑골의 견봉(Acromion)에 붙어서 견봉쇄골관절(Acromioclavicular joint)이 되는데, 이는 어깨의 가장 위쪽에서 잘 만져진다. 손가락으로 쇄골 밑을 따라서 어깨 쪽으로 만져가다 보면 움푹 들어간 곳이 있다. 그 움푹 파인 곳 바로

어깨관절

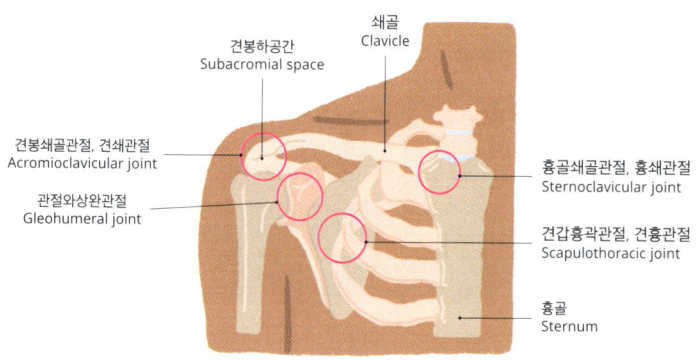

견갑골

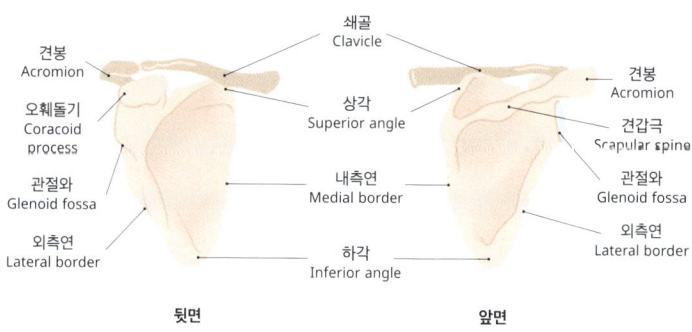

바깥쪽에 만져지는 돌출된 뼈가 견갑골의 오훼돌기(Coracoid process)이고, 몸의 앞에서 만져지는 견갑골 부위가 된다. 견봉은 상완골 상단 위로 튀어나온 선반과 같은 모양을 하고 있다. 이 부위를 따라서 뒤쪽으로 만져보면 견갑극(Scpular spine)과 연결된다. 견갑골의 위와 아래에는 상각(Superior angle)과 하각(Inferior ang le)이 있고, 그 사이는 견갑골의 안쪽 경계를 이루는 내측연이 된다. 바깥쪽 경계는 견갑골의 외측연이고, 외측연의 가장 위와 견봉 사이에 관절와가 있다.

견갑골의 관절와는 공 모양의 상완골 머리 부위가 들어갈 수 있는 소켓을 제공해준다. 이를 통해서 견갑골과 상완골이 관절와상완관절(Glenohumeral joint)을 이루게 된다. 관절와상완관절은 관절의 안정성에 있어서 연부 조직(뼈나 관절을 둘러싼 힘줄이나 인대와 같은 조직)에 많이 의존하기 때문에, 섬세하면서도 취약한 관절이다.

2) 어깨의 기능적 관절

어깨의 기능적 관절은 뼈와 뼈가 만나서 만들어지는 진정한 의미의 관절(True joint)은 아니지만, 기능적으로 관절의 역할을 수행하는 부위이다. 견갑흉곽관절(Scapulothoracic joint)과 견봉하공간(Subacromial space)이 이에 해당한다.

견갑흉곽관절은 견갑골과 흉곽뼈가 직접적으로 접촉하지는 않지만 견갑골 주변의 근육들이 잘 협동하여 큰 움직임을 낼 수 있기 때문에 어깨관절의 운동에 관절로서 중요한 역할을 한다. 견갑흉곽관절은 마치 샌드위치에서 빵과 빵 사이에 베이컨이 있는 것과 같이 뼈와 뼈가 직접적으로 연결되어 있지 않고 뼈와 뼈 사이에 근육이 있는 형태로 간접적으로 관절을 이룬다. 견갑흉곽활주운동은 팔을 바깥으로 벌리는 외전을 할 때, 견갑골이 흉곽의 뒷면에서 미끄러지듯이 이동하여 외전을 돕는 운동을 말한다. 정상적인 외전 운동 범위는 180도까지 가능하며 이 중 120도가 관절와상완관절에서 이루어지고, 나머지 60도는 견갑흉곽활주에 의해 이루어지는데, 이를 견갑상완리듬이라고 한다.

만약에 견갑골이 이상적인 정렬에서 어긋나게 되면, 견갑골과 상완골이 연결되는 부분의 연속성이 떨어지게 되고, 이는 어깨관절의 특정 부분에 과도한 스트레스를 주게 된다. 이를 견갑상완리듬의 부조화라고 한다. 이에 관해서는 어깨의 움직임 파트에서 상세히 다루었다.

견봉하공간은 견갑골의 견봉 아래로 극상근이 지나갈 수 있는 터널 같은 공간이다. 견갑흉곽관절과 마찬가지로 견봉과 상완골이 직접적으로 접촉하지는 않지만 그 사이로 지나가는 극상근을 통해 어깨관절의 외전 운동에 관여하며 간접적으로 관절을 이룬다.

2. 어깨관절의 근육

어깨관절의 근육들은 부착부와 기능에 따라 회전근개, 상완골을 움직이는 근육들, 견갑골을 움직이는 근육들로 나눌 수 있다. 회전근개는 어깨관절 가장 가까이 깊숙이 위치한 근육으로, 다양한 방향으로 운동을 일으키는 동시에 상완골 머리를 관절와에

회전근개를 구성하는 근육

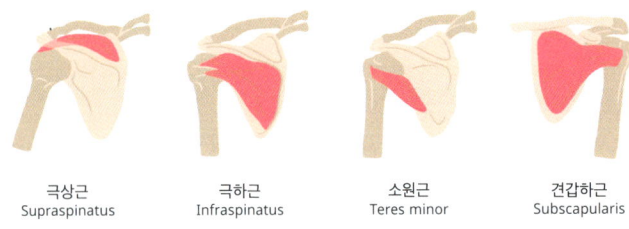

| 극상근 | 극하근 | 소원근 | 견갑하근 |
| Supraspinatus | Infraspinatus | Teres minor | Subscapularis |

고정하는 동적인 안정화 근육이다. 회전근개에는 극상근, 극하근, 소원근, 견갑하근이 있다.

극상근(가시위근, Supraspinatus) 견갑극 상부의 극상와(Supraspinous fossa)에서 시작해서 견봉과 상완골 사이인 견봉하공간을 지나 상완골 뒤쪽에 위치한 대결절에 부착한다. 극상근은 팔을 옆으로 들 때 상대적으로 몸통에서 멀리 부착된 상완골 머리를 잡아당겨 외전 초기에 시동을 거는 역할을 한다. 그 다음에는 팔이 아래로 내려가지 않도록 상완골 머리를 관절와 안쪽으로 잡아주는 역할을 한다.

극상근은 위치상 견봉과 상완골 사이의 견봉하공간이라는 좁은 공간을 지나기 때문에 과사용이나 노화를 포함한 여러 요인에 의해 쉽게 충돌증후군이 발생하며, 결과적으로 회전근개 중 가장 흔하게 파열이 일어나는 근육으로 악명이 높다. 극상근의 파열은 어깨관절 부위의 직접적인 외상으로 발생하기도 하지만, 대부분 어깨관절의 과다 사용으로 인한 압박(충돌증후군)과 퇴행성 변화가 복합적으로 발생한다.

극하근(가시아래근, Infraspinatus) 견갑극 하부의 극하와(Infraspinous fossa)에서 시작해서 외측으로 상완골의 대결절에 붙는다. 이 근육은 소원근, 삼각근 후부와 함께 상완골을 외회전하는 기능을 한다. 극하근이 타이트해지면 상완골을 내회전하고 내전하는 운동에서 제한을 보이는 것이 특징이다. 일상생활에서는 견갑골 사이의 등 상부에 손이 닿지 않아 여성 속옷의 후크를 채우는 동작이 어렵고, 심하면 뒷주머니에 손을 넣기 힘들어한다. 요가 자세 중에서는 상완골의 내회전을 필요로 하는 스바르가드비자아사나(극락조 자세)[1]와 같이 양 팔을 등 뒤에서 맞잡는 자세를 어려워 하게 된다.

소원근(작은원근, Teres minor) 견갑골 후면 바깥쪽에서 시작해서 외측으로 상완골 대결절에 부착한다. 소원근은 극하근과 마찬가지로 상완골을 외회전하고, 회전근개의 일부로 상완골 머리를 관절와에 안정시키는 역할을 하기 때문에 극하근의 동생이라는 별명이 있다.

견갑하근(어깨밑근, Subscapularis) 견갑골의 뒷면에서부터 상완골 뒤쪽의 대결절로 향하는 나머지 3개의 회전근개와 달리, 견갑하

근육: 회전근개	부착부		기능
견갑하근(어깨밑근)	견갑골 내측면	상완골 소결절	상완골 내전, 내회전
극상근(가시위근)	견갑골 극상와	상완골 대결절	상완골 외전
극하근(가시아래근)	견갑골 극하와		상완골 외회전
소원근(작은원근)	견갑골 외측연 가까이 견갑골 후면		

근은 견갑골의 앞쪽에 있는 내측면에서 시작해 상완골 앞쪽에 위치한 소결절에 부착한다. 이 때문에 다른 3개의 회전근개와는 반대 방향으로 상완골을 내회전하고 내전하는 기능을 하며, 회전근개의 일부로 어깨관절 앞쪽의 안정성을 더해준다. 견갑하근이 타이트해지면 상완골의 외전과 외회전의 제한을 보이는데, 대표적인 동작으로 팔을 어깨 높이로 올려 뒤로 뻗는 자세인 투수 폼을 하기 어려워한다. 요가 자세 중에서는 팔을 머리 위로 올려 뒤로 넘겨 손과 발이 맞잡기 위해 상완골의 외전과 외회전이 필요한 나타라자아사나(선활 자세)[1], 에카파다라자카포타아사나 (반비둘기 자세)[2]가 제한된다.

3. 상완골을 움직이는 근육들

상완골을 움직이는 근육은 회전근개 바로 바깥을 둘러싸고 있는 근육들이다. 가슴이나 등과 같이 몸의 중심부에서 시작해서 상완골에 부착하여 보다 크고 강한 상완골의 움직임에 관여한다. 회전근개도 상완골을 움직이는 근육에 해당하지만, 어깨관절을 움직이는 기능뿐만 아니라 동적인 안정성을 유지하는 기능도 하기 때문에 이 책에서는 따로 구분하였다. 상완골을 움직이는 근육에는 대흉근, 광배근, 삼각근이 있다.

대흉근(큰가슴근, Pectoralis major) 가슴 전면의 대부분을 차지하며, 쇄골과 흉골 그리고 밑으로는 일부 늑골과 복근의 표층 근막에서 시작해서 상완골 앞쪽의 이두근구(Bicipital groove)에 부착한

대흉근

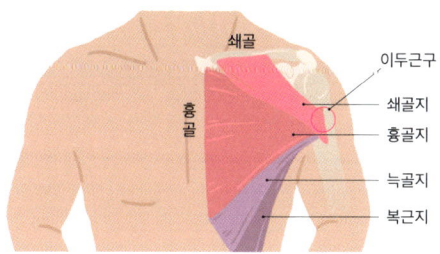

근육: 대흉근	부착부		기능
쇄골지	쇄골 내측 1/2	상완골의 이두근구	① 상완 내전, 내회전, 수평내전 ② 견갑골의 전인 (대흉근이 견갑골에 직접 부착하지는 않지만, 어깨 관절의 연결성을 통해서 소흉근, 전기근과 함께 기능적 단위로 작용한다)
흉골지	흉골 전면		
늑골지	1번~6, 7번 늑연골		
복근지	외복사근과 복직근의 표층 근막		

다. 대흉근은 견갑골을 전인하고 상완골을 내전 및 내회전하여, 견갑골과 상완골을 모두 움직일 수 있는 근육이다. 대흉근은 견갑골을 전인, 즉 날개뼈를 몸 앞쪽으로 당겨 모으기 때문에 라운드숄더 자세와도 밀접한 관련이 있는 근육이기도 하다.

광배근(넓은 등근, Latissimus dorsi) 등 중하부에서 하부까지의 흉추 6개, 요추 전체의 극돌기(T7~L5), 하부 4개의 늑골(9~12번), 그리고 흉요근막을 통해 장골능과 천골에 모두 부착하여 몸의 뒷면에 넓게 위치한다. 이 넓은 부착부위는 모여서 상완골 앞쪽의 이두근구에 부착한다. 광배근은 상완골의 내전, 내회전, 그리고 강

광배근

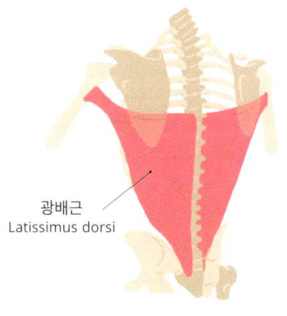

광배근
Latissimus dorsi

근육	부착부	기능
광배근	① 하부 6개의 흉추와 요추 전체의 극돌기(T7~L5) ② 하부 4개의 늑골(9~12번) ③ 장골능 ④ 천골	상완골 앞쪽 이두근구에 대원근과 연결되어 부착	① 상완의 내전, 내회전, 강력한 신전 ② 견갑골의 후인과 하강 ③ 양측이 동시에 수축시 척추를 강하게 신전

흉요근막

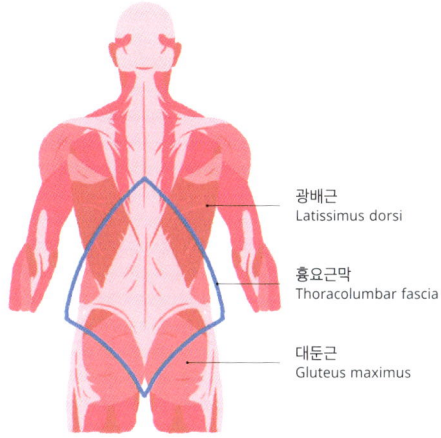

광배근
Latissimus dorsi

흉요근막
Thoracolumbar fascia

대둔근
Gluteus maximus

력한 신전 운동을 담당하기 때문에 줄다리기, 도끼질, 턱걸이, 수영과 같은 움직임에서 강하게 활성화된다.

광배근이 상완골의 강한 신전근(관절을 펴는 작용을 하는 근육)이기 때문에, 광배근이 타이트하면 요가 자세 중 우르드바다누라아사나(위를 향한 활 자세)[1]와 같이 팔이 머리 위로 향하는 후굴 동작에서 어깨 굴곡을 방해한다. 이처럼 팔이 머리 쪽으로 굴곡되는 후굴 동작에서 주로 타이트함이 느껴진다면 폼롤러 혹은 측굴 자세를 활용하여 광배근을 스트레칭하는 것에 집중할 필요가 있다.

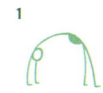
1

삼각근(어깨세모근, Deltoids) 삼각근은 자켓 안에 들어 있는 어깨 패드와 같은 모양으로, 어깨의 윗부분을 앞에서부터 뒤로 감싸고

삼각근

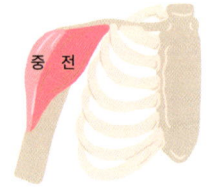
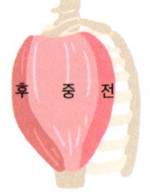
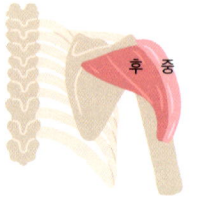

삼각근 전부 Anterior deltoid | 삼각근 중부 Middle deltoid | 삼각근 후부 Posterior deltoid

근육: 삼각근	부착부		기능
전부	쇄골 외측 1/3	상완골의 삼각근 조면(粗面)	상완골 굴곡, 내회전, 수평내전
중부	견봉		상완골 외전
후부	견갑극 외측		상완골 신전, 외회전, 수평외전

있다. 삼각근 전·중·후부가 동시에 작용하여 상완골을 외전하는데, 삼각근 전부는 상완골의 굴곡, 내회전, 수평내전에, 삼각근 후부는 상완골의 신전, 외회전, 수평외전에 추가로 관여한다. 또한, 삼각근은 무거운 물체를 들 때 극상근과 함께 상완골이 아래로 빠지는 것을 방지하여 어깨관절의 안정화를 돕는다.

4. 견갑골을 움직이는 근육들

견갑골을 움직이는 근육들은 몸통(등이나 흉곽)과 견갑골을 연결해서 견갑골의 움직임에 관여한다. 견갑골을 움직이는 근육들로는 전거근, 승모근, 견갑거근, 소흉근, 대소능형근이 있다.

전거근(앞톱니근, Serratus anterior) 흉곽이 원통형 모양이기 때문에, 견갑골은 흉곽 위에서 약 45도 정도 앞으로 기울어진 모양을 가진다. 이러한 모양은 견갑골이 흉곽 위에서 전인 또는 후인하는 활주운동(미끄러지듯이 움직이는 운동)을 가능하게 한다. 전거근은 톱니칼과 비슷한 모양으로, 1~8번 늑골에서 시작해 견갑골 밑을 지나 견갑골의 내측연에 부착한다.

전거근은 부착부의 방향에 따라 견갑골을 전인하고 상방회전하는 것을 통해 상완골의 굴곡과 외전을 보조한다. 견갑골은 상완골과 함께 관절와상완관절로 연결되기 때문에 팔을 움직이기 위해서는 견갑골과 상완골의 움직임이 조화롭게 일어나야 한다(57쪽 견갑상완리듬 참조). 만약 전거근이 약하면 견갑골 하단이

전거근

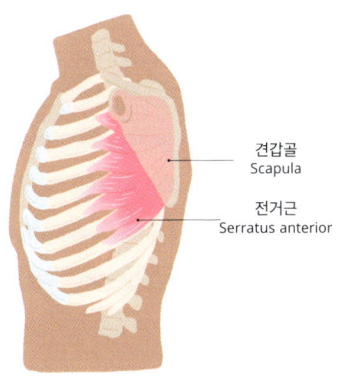

견갑골
Scapula

전거근
Serratus anterior

익상형 견갑골

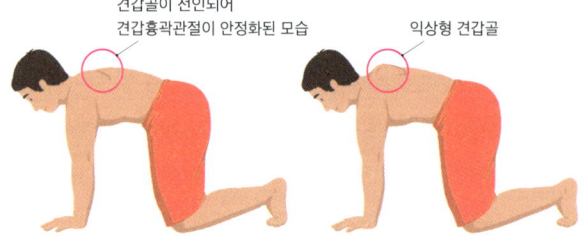

근육: 전거근	부착부		기능
첫 번째 그룹	1~2번 늑골	견갑골의 상각	① 견갑골의 상방회전, 견갑골의 전인
두 번째 그룹	2~3번 늑골	견갑골 내측연 전체	② 물체를 앞으로 밀 때 견갑골 안정화
세 번째 그룹	4~8번 늑골	견갑골의 하각	③ 견갑골의 내측연을 흉곽을 향하여 단단하게 고정

외측으로 충분히 회전(상방회전)하지 못하게 되고, 이는 어깨관절을 움직이는 다른 근육들에 부담을 주어 부상이나 통증으로 이어질 수 있다.

전거근은 소흉근, 능형근과 함께 견갑골이 흉곽에 밀착되도록 고정하는데, 이는 팔굽혀펴기와 같이 팔을 몸 앞으로 미는 동작을 하는 동안 흉곽을 지지하고 견갑골이 솟아오르는 익상형 견갑골(scapular winging)을 방지한다. 전거근과 소흉근이 약화되면 벽을 미는 동작이나 팔굽혀펴기를 할 때에 견갑골 내측과 하단이 튀어나오게 된다.

요가 자세 중 차투랑가, 암밸런스, 핸드스탠드, 우르드바다누라아사나(위를 향한 활 자세)와 같이 어깨의 힘을 많이 필요로 하는 동작을 할 때에는 먼저 견갑골 주변의 근육들을 동원해 견갑골을 흉곽에 단단히 고정된 상태에서 시작하는 것이 중요하다. 팔의 움직임에서 힘의 뿌리는 등 근육을 통해 몸통에 연결된 견갑골에서 시작하기 때문에, 견갑흉곽관절이 안정되어야 어깨관절 주변의 근육들이 효율적으로 기능할 수 있다.

승모근(등세모근, Trapezius) 등 상부 표면에 마름모 모양으로 넓게 위치하는 승모근은, 위치에 따라 상·중·하부 승모근으로 나누

승모근

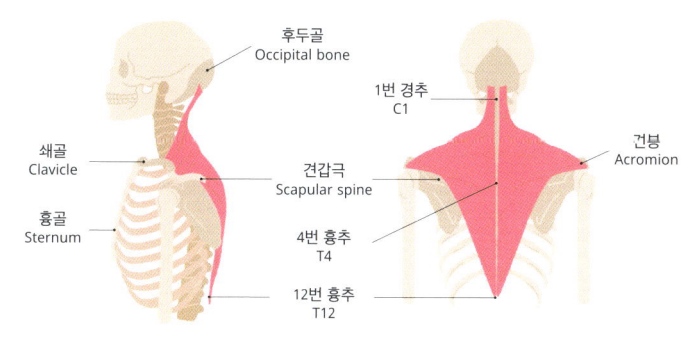

근육: 승모근	부착부		기능
상부 승모근	후두골~경추1~5번(C1~C5) 극돌기	쇄골 외측 1/3	견갑골의 거상, 상방회전
중부 승모근	경추6번~흉추3번(C6~T3) 극돌기, 극간인대	견봉, 견갑극	견갑골의 후인
하부 승모근	흉추4~12번(T4~T12) 극돌기, 극간인대	견갑극 내측	견갑골의 하강, 상방회전

어진다. 상부 승모근과 중부 승모근이 뒤통수의 후두골에서부터 양 어깨의 견봉과 견갑극을 따라 부착된 모양이 옷걸이와 비슷한 형태이며, 하부 승모근은 밑으로 흉추 12번까지 부착되어 있다. 상부 승모근과 하부 승모근은 견갑골을 상방회전하여 팔을 머리 위로 들어올리는 동작에 관여한다. 중부 승모근은 견갑골을 후인하는데, 이는 가슴 전면 대흉근의 긴장에 대항하여 라운드숄더에서와 같이 등 상부와 어깨가 앞으로 수그러지지 않도록 유지해주는 역할을 한다.

견갑거근(어깨올림근, Levator scapulae) 견갑거근은 이름 그대로 견

견갑거근

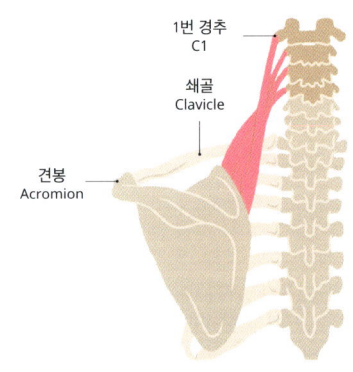

근육	부착부		기능
견갑거근	경추1~4번(C1~C4) 횡돌기	견갑골 상각	① 견갑골 거상 ② 관절와 하방회전 ③ 경추 동측 회전, 측굴, 신전 보조

갑골을 거상시키는 근육이다. 경추 1~4번의 횡돌기로부터 시작해서 견갑골 상각에 부착되어 있기 때문에 견갑골을 거상시키면서 관절와가 아래로 향하게 하는 하방회전에 관여한다. 뿐만 아니라, 목을 돌리는 동작에도 밀접하게 기능하여 과긴장 시 경직된 목의 원인이 되는 근육이기도 하다.

소흉근(가슴작은근, Pectoralis minor) 소흉근은 견갑골의 전면에 있는 오훼돌기에서 3~5번 늑골 방향으로 주행한다. 견갑골의 오훼돌기에 부착되어 견갑골을 앞쪽과 아래쪽으로 당기는 기능을 한다. 또한 전거근과 함께 늑골에 부착하여 가쁜 호흡 시 들숨에 작용하는 보조호흡근 역할도 한다.

↳흉근

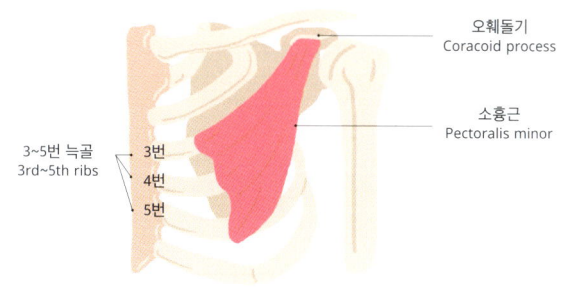

근육	부착부		기능
소흉근	오훼돌기	3~5번 늑골	① 견갑골과 어깨를 전하방으로 당김 ② 힘차게 시행되는 들숨을 보조

대소능형근(마름근, Rhomboids) 능형근은 등 상부에서 척추와 견갑골 내측연 사이를 이어주듯이 부착되어 있으며, 중부 승모근 바로 아래 위치한다. 능형근은 견갑골의 내측을 척추에 가깝게 뒤로 모아 후인하고, 견갑골을 끌어올려 거상하며, 견갑골의 관절와를 아래로 향하도록 하방회전한다. 능형근은 중부 승모근과 함께 대흉근의 견갑골 전인에 대항하여 견갑골을 후인해서 가슴과 등의 힘의 균형을 이루는데, 중부 승모근과 능형근이 약화되고 대흉근이 과하게 긴장되면 라운드숄더를 유발할 수 있다. 능형근은 견갑골 하각을 늑골에 부착시켜 팔굽혀펴기와 같은 동작

능형근

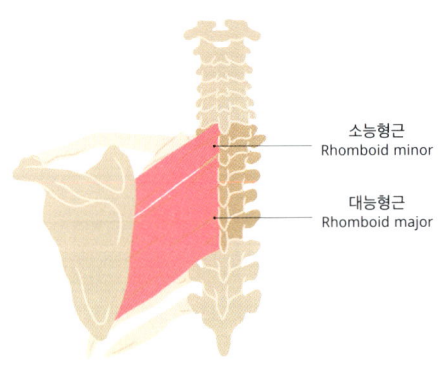

소능형근
Rhomboid minor

대능형근
Rhomboid major

근육: 능형근	부착부		기능
소능형근(작은마름근)	경추7번~흉추1번 (C7~T1) 극돌기	견갑골 내측연	① 견갑골 후인, 하방회전, 거상 ② 팔굽혀펴기할 때 견갑골 하각의 돌출방지
대능형근(큰마름근)	흉추 2~5번 (T2~T5) 극돌기		

을 할 때 소위 '익상형 견갑골'이라고 부르는 견갑골 하각의 돌출을 방지한다. 이를 통해 앞에서 설명한 전거근, 소흉근과 함께 견갑골의 안정화에 기여한다.

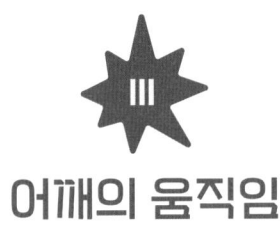

어깨의 움직임

어깨의 움직임은 크게 상완골의 움직임과 견갑골의 움직임으로 나뉜다. 상완골의 움직임은 상완골의 굴곡/신전, 내전/외전, 내회전/외회전, 수평내전/수평외전의 여덟 가지 움직임이 있다. 견갑골의 움직임은 거상/하강, 전인/후인, 상방회전/하방회전의 여섯 가지 움직임이 있다.

    어깨의 움직임에 있어서 견갑골과 상완골 사이의 협응적인 움직임이 필수적인데, 이러한 견갑골과 상완골이 함께 움직이는 움직임 패턴을 견갑상완리듬이라고 한다. 견갑상완리듬은 어깨 관절과 주변 근육들이 움직이는 동안 안정성을 유지하고 움직임을 보완하여 어깨 부상을 예방하는 데에 중요한 역할을 한다.

1. 상완골의 움직임

상완골의 움직임은 어깨관절을 이루는 견갑골의 관절와에 대한 상완골의 움직임을 말한다. 예를 들어 '상완골 외회전'은 견갑골의 관절와에 대해서 상완골이 바깥쪽으로 회전한다는 뜻이다. 아래 그림과 표를 통해 상완골의 움직임에 관한 여덟 가지 용어를 알아보자.

상완골의 움직임

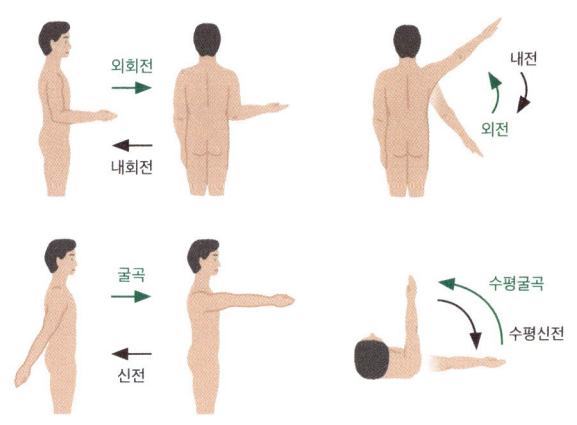

상완골의 움직임 기준	굴곡(Flexion): 앞으로 굽힘	신전(Extension): 뒤로 펴짐
	외전(Abduction): 바깥쪽(가쪽)으로 벌림	내전(Adduction): 안쪽으로 모음
	외회전(External rotation): 바깥으로 돌림	내회전(Internal rotation): 안쪽으로 돌림
	수평외전/수평신전(Horizontal abduction/extension): 수평 가쪽 벌림	수평내전/수평굴곡(Horizontal adduction/flexion): 수평 안쪽 모음

상완골의 운동이 공과 소켓 모양의 관절에서 끝 각도에 다다르면, 연쇄적으로 견갑대의 운동을 일으키게 된다. 평균적인 사람의 상완골은 어깨관절에서 90~120도까지만 외전할 수 있다. 머리 위로 팔을 들어올리는 동작에서는 어깨관절의 각도가 160도를 넘기 때문에, 견봉과 상완골이 항상 한계 각도(가동 범위에서의 끝 각도)에서 부딪히게 된다. 만약 어깨관절에서 외전 또는 굴곡하기 전에 상완골을 외회전하면 2~5도 정도의 움직임을 증가시킬 수 있다. 반대로 상완골을 내회전하면 보통 2~5도 정도의 움직임을 감소시키게 된다.

이는 직접 해보면 쉽게 이해할 수 있다. 먼저 양팔을 편안하게 양옆으로 뻗은 상태에서 양손 엄지손가락이 뒤쪽을 향하도록 외회전한 후 양팔을 머리 쪽으로 들어올려보고 얼마나 잘 올라가는지 확인해본다. 그 후에 양팔을 양옆으로 뻗은 상태에서 양손 엄지손가락이 앞쪽을 거쳐서 아래쪽을 향하도록 내회전한 후 양팔을 머리 쪽을 향해 들어올려보고 올라가는 정도와 느낌을 처음 외회전시켰을 때와 비교해보자.

처음의 외회전한 상태에서보다 두 번째의 내회전한 상태에서 팔을 올리려고 하면 무엇인가에 막힌 것처럼 느껴지며 잘 올라가지 않을 것이다. 이는 팔을 머리 위로 올리는 여러 요가 동작에서도 적용해볼 수 있다. 만약 팔을 머리 위로 올리는 동작이 어렵다면, 앞에서 다룬 견갑골의 상방회전과 함께 상완골의 외회전이 잘 일어날 수 있도록 양 엄지손가락은 뒤쪽과 바깥쪽으로,

양 손바닥은 약간 뒤쪽을 향하게 하는 것이 도움이 된다.

2. 견갑골의 움직임

견갑골이 움직이면 관절와에 연결되어 있는 상완골도 반드시 같이 움직이기 때문에 상완골의 움직임과 함께 견갑골의 움직임을 관찰하는 것이 중요하다.

견갑골의 거상은 어깨를 으쓱할 때와 같이 견갑골을 위로 올리는 움직임이다. 견갑골의 하강은 목을 길어 보이게 할 때처럼 어깨를 아래로 끌어내리는 움직임이다. 견갑골의 전인은 가

견갑골의 움직임

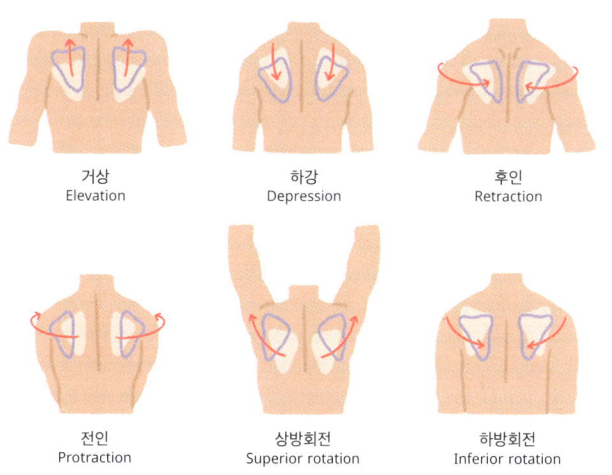

견갑골의 움직임 기준	거상(Elevation): 위쪽으로 올리기	하강(Depression): 아래쪽으로 내리기
	전인(Protraction): 바깥쪽으로 내밀기/벌리기	후인(Retraction): 안쪽으로 들이기/모으기
	상방회전(Upward rotation): 상방돌림	하방회전(Downward rotation): 하방돌림

숨을 앞으로 오므릴 때와 같이 견갑골이 척추로부터 벌어지면서 앞쪽을 향하는 움직임으로, 라운드숄더에서 쉽게 관찰된다. 견갑골의 후인은 전인의 반대 방향으로, 견갑골이 척추 쪽으로 가깝게 모아지는 움직임이다. 소-고양이 자세에서 소 자세는 견갑골의 후인, 고양이 자세는 견갑골의 전인이 일어나게 된다. 견갑골의 상방회전은 견갑골을 바깥쪽 위로 돌아가게 하는 움직임으로, 팔을 머리 위로 올리면 60도의 상방회전이 일어나게 된다. 견갑골의 하방회전은 견갑골이 안쪽 아래로 돌아가게 하는 움직임이다. 상방회전과 하방회전의 방향이 헷갈리기 쉬운데, 견갑골의 관절와를 기준으로 관절와가 위를 향하면 상방회전, 아래로 향하면 하방회전으로 구분하면 된다. 고무카아사나(소머리 자세)[1]에서 위쪽 팔에서는 견갑골의 상방회전, 아래쪽 팔에서는 견갑골의 하방회전이 일어난다.

3. 견갑상완리듬(Scapulohumeral Rhythm)

팔을 들어올리는 동작을 하기 위해서는 견갑골과 상완골의 움직임이 조화롭게 이루어져야 한다. 정상적인 관절와상완관절에서의 외전과 견갑흉곽관절에서의 상방회전은 2:1의 비율로 일정하게 유지된다. 다시 말해, 어깨를 3도 외전한다고 했을 때, 관절와상완관절에서는 2도의 외전이 일어나고 견갑흉곽관절에서는 1도의 상방회전이 결합하여 일어난다. 완전한 180도의 어깨관절 외전은 관절와상완관절에서의 120도 외전과 견갑흉곽관절에서의 60도 상방회전이 동시에 일어난 결과이다 (팔 만세 동작 180도= 관절와상완관절 120도 외전 + 견갑골 60도 상방회전).

180도의 어깨관절 외전을 하기 위해서는 견갑골에서 60도의 상방회전이 일어나야 하며, 이때 견갑골의 하각은 측면 흉부 중심선까지 도달한다. 다음의 그림 A와 B를 비교해서 살펴보면, 그림 A에서는 정상적인 견갑상완리듬이 작용하여 180도의 완전

견갑상완리듬

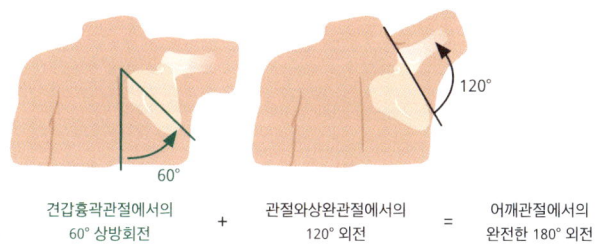

견갑흉곽관절에서의 60° 상방회전 + 관절와상완관절에서의 120° 외전 = 어깨관절에서의 완전한 180° 외전

견갑골의 상방회전과 견갑상완리듬의 관계

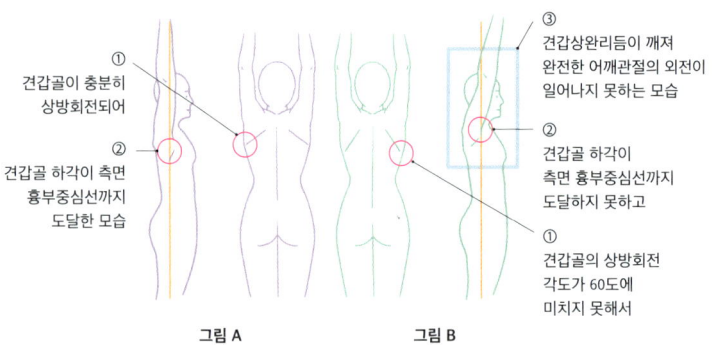

그림 A   그림 B

한 어깨관절 외전이 일어난 반면, 그림 B에서는 180도에 미치지 못하는 불완전한 외전 상태임을 관찰할 수 있다. 이는 그림 B에서 견갑골의 상방회전 각도가 60도에 미치지 못하고, 이에 따라 견갑골 하각이 측면 흉부중심선까지 도달하지 못하게 되어 정상적인 견갑상완리듬이 깨져버렸기 때문이다.

이처럼 조화로운 견갑상완리듬 운동을 위해서는 견갑흉곽관절에서의 견갑골의 상방회전이 중요하다. 견갑흉곽관절은 견갑골과 흉곽이 만나는 부위로, 뼈와 뼈의 직접적인 연결 없이 주변 근육들을 통해 간접적인 연결성을 가지는 기능적 관절이다. 때문에 상대적으로 부정렬이 쉽게 일어날 수 있다. 견갑골의 상방회전은 상부 승모근, 하부 승모근, 전거근 등 세 가지 근육이 서로 다른 방향으로 당기면서 만들어진다. 그중 전거근이 가장 중요한 근육인데, 이는 어깨관절 외전 시 견갑골의 상방회전이

견갑골의 상방회전에 관여하는 근육들

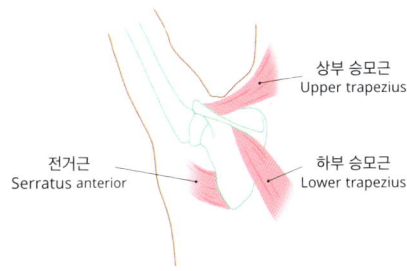

잘 안 되는 사람들에게서 공통적으로 전거근의 약화를 보이는 경우가 많기 때문이다. 따라서 웃카타아사나(의자 자세)[1] 또는 핸드스탠드와 같이 머리 위로 팔을 드는 동작을 어려워한다면, 견갑골의 상방회전과 전거근의 상태를 먼저 확인할 필요가 있다.

견갑골의 상방회전과 전거근의 상태는 거울이나 촬영을 통해 자가 진단 해볼 수 있다. 머리 위로 팔을 드는 동작에서 견갑골 하각이 측면 흉부중심선까지 쉽게 도달하지 못한다면 견갑골의 상방회전이 충분히 일어나지 못하고 있는 것이다. 또한 엎드려서 팔굽혀펴기 하는 자세(차투랑가)나 벽을 향해 서서 벽을 미는 자세에서 견갑골이 날개처럼 튀어나온다면 전거근의 약화를 의심해볼 수 있다. 전거근은 견갑골을 몸 쪽으로 부착하며 안정성을 유지하는데, 전거근이 약해지면 이러한 견갑골의 안정화 기능이 떨어지면서 익상형 견갑골 양상을 보이기 때문이다.

만약 근육의 약화나 움직임에 대한 인지 부족 등의 문제로 정상적인 견갑상완리듬이 지켜지지 않고 변형된다면, 어깨관절에서의 통증이나 기능 부전으로 이어질 수 있다. 예를 들어 견갑흉곽관절에서 견갑골의 상방회전이 부족하여 40도 정도의 상방회전만 가능하다면 관절와상완관절에서 상완골의 140도 외전이 발생해야 하고, 이는 견봉하공간을 좁아지게 만든다. 견봉하공간이 좁아지게 되면 어깨를 움직일 때마다 그 사이를 지나가는 극상근건이 주변 관절 구조물들과 충돌하게 되는데, 이를 어깨충돌증후군이라고 한다. 충돌이 지속되면 염증을 일으키고, 이는 어깨 통증, 회전근개건염, 심한 경우에는 회전근개 파열의 원인이 되기도 한다.

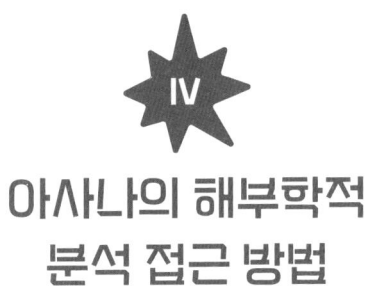

IV
아사나의 해부학적 분석 접근 방법

아사나를 해부학적으로 분석하기 위해서는 먼저 큰 관절들(어깨관절, 엉덩관절, 척추) 위주로 관절에서 어떤 움직임이 일어나는지 관찰해야 한다. 힌 관절에서 보통 하나에서 세 가지 움직임이 복합적으로 일어난다. 이러한 복합적인 관절의 움직임을 만들기 위해 수축하는 근육과 신장(스트레칭)되는 근육을 찾아야 하는데, 보통 이 근육들은 해당되는 관절 움직임에 서로 반대되는 운동에 관여하는 경우가 많다.

　해당 아사나가 잘 안되는 경우, 수축되어야 하는 근육들은 강화가 필요하고 신장되어야 하는 근육들은 스트레칭이 필요하다. 또한 부상 없는 안전한 수련을 위해서는 관절 가까운 곳에 깊이 부착되어 있는 안정화 근육들을 먼저 강화하여 관절의 안정성을 스스로 인지할 수 있는 상태를 만든 후에 스트레칭이나 유연성 증진에 접근해야 한다. 유연성이 없는 힘은 쓸모가 없고, 힘이 없는 유연성은 위험하기 때문이다.

다음 예시에서는 앞에서 설명한 아사나의 해부학적 분석 접근 방법에 따라 아사나 그림을 보고 어깨관절의 움직임과 수축 및 신장이 필요한 근육들을 분석해보았다. 예시를 참고하여, 이어지는 연습을 통해 아사나들을 해부학적으로 분석하는 연습을 해보자.

예시

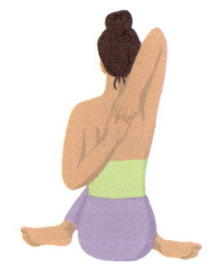

고무카아사나(소머리 자세)

① **필요한 견갑골과 상완골의 움직임**

고무카아사나(소머리 자세)에서 양팔을 등 뒤에서 맞잡기 위해서는 위쪽 팔에서 상완골의 굴곡·외회전, 견갑골의 상방회전이 일어나야 한다. 아래쪽 팔에서는 상완골의 신전·내회전, 견갑골의 하방회전이 일어나야 한다. 양 견갑골에서는 견갑골의 내전이 일어나야 한다.

② **수축(강화)이 필요한 근육**(필요한 움직임을 만들어주는 근육)

- 위쪽 팔: 삼각근, 승모근(굴곡 근육)/소원근, 극하근(외회전

근육)

- 아래쪽 팔: 견갑하근, 대흉근(내회전 근육)
- 양쪽 능형근(내전 근육)

③ 신장(스트레칭)이 필요한 근육(움직임을 방해할 수 있는 근육)

- 위쪽 팔: 능형근(견갑골 하방회전 근육)/대소흉근, 견갑하근, 대원근, 광배근(내회전 근육)/삼두근(신전 근육)
- 아래쪽 팔: 전거근, 승모근(견갑골 상방회전 근육)/이두근 장두, 전삼각근(굴곡 근육)

연습 1

① 필요한 견갑골과 상완골의 움직임

가루다아사나(독수리 자세)에서 양 팔꿈치가 가슴 앞에서 서로 겹처지게 하기 위해서는 양 견갑골의 전인과 양 상완골의 수평 내전이 일어나야 한다.

② 수축(강화)이 필요한 근육(필요한 움직임을 만들어주는 근육)

- 전거근(견갑골 전인)
- 대소흉근(수평 내전 근육)/오훼완근(내전 근육)

③ 신장(스트레칭)이 필요한 근육(움직임을 방해할 수 있는 근육)

- 하부 승모근, 능형근(견갑골 후인)

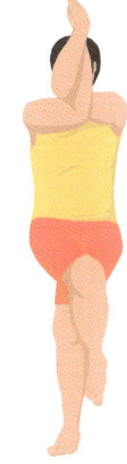

가루다아사나
(독수리 자세)

- 삼각근 후부(수평 외전 근육)
- 극하근, 소원근(외전, 외회전 근육)

연습 2

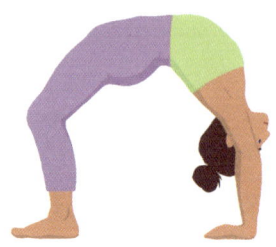

우르드바다누라아사나
(위를 향한 활 자세)

① 필요한 견갑골과 상완골의 움직임
- 우르드바다누라아사나(위를 향한 활 자세)에서 손을 바닥으로 밀면서 몸통을 들어올리기 위해서는 양 상완골의 굴곡과 외회전이 일어나야 하고, 견갑골은 상방회전이 일어나야 한다.

② 수축(강화)이 필요한 근육(필요한 움직임을 만들어주는 근육)
- 전삼각근, 오훼완근(굴곡)/극하근, 소원근(외회전)
- 상부 승모근, 전거근(견갑골 상방회전)

③ 신장(스트레칭)이 필요한 근육(움직임을 방해할 수 있는 근육)
- 광배근, 대원근(내회전+신전)/삼두근 장두(신전)/대흉근, 전삼각근(내회전)
- 소흉근, 견갑거근(견갑골 하방회전)

요가와 어깨관절 관련

팔을 머리 위로 들어 올리는 동작에서 어깨를 내리는 것이 맞을까요?

어깨를 목으로부터 멀어지도록 어깨를 내리라는 큐잉은 대부분의 아사나에서 필요합니다. 왜냐하면 현대인은 만성적으로 타이트한 목과 가슴, 그리고 상부 어깨(승모근)를 가지고 있는 반면에, 약한 하부 어깨와 등(견갑골의 안쪽과 아래쪽에 부착되어 있는 중하부 승모근)을 가지고 있기 때문입니다(상부교차증후군).

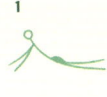

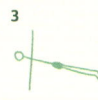

따라서 팔을 머리 위로 쭉 뻗지 않는 자세인 살라바아사나(메뚜기 자세), 부장가아사나(코브라 자세)[1], 비라바드라아사나2(전사 자세2)[2], 사이드플랭크[3]에서 어깨(견갑골)를 아래로 내리라는 큐잉은 이러한 약한 견갑골 사이와 아래 부위(중하부 승모근)를 강화하면서도 어깨를 목으로부터 멀어지게 함으로써, 목의 양쪽 면을 이완시키고 가슴과 흉곽을 자연스럽게 여는 방향으로 안내

합니다.

    하지만 팔을 90도 이상 올리게 되면 큐잉이 달라져야 합니다. 팔을 90도 이상 올리기 위해서는 견갑골이 상방회전되고 거상되어야 하는데요. 어깨에 힘을 빼고 내리라는 큐잉은 견갑골을 아래로 내리는 광배근을 활성화하고, 이는 팔의 굴곡이나 외전에 있어서 필요한 자연스러운 견갑골의 움직임인 견갑상완리듬을 방해하게 됩니다. 또한 팔을 90도 이상 들어 올리면서 동시에 어깨를 내리려고 하면, 어깨를 끌어 내리는 기능을 하는 상대적으로 크고 강한 근육들(특히 광배근)에 의해서 어깨를 안정화시키는 회전근개 근육(특히 극상근)이 어깨관절에서 눌리거나 찝히는(압축적인) 스트레스를 받게 됩니다. 이렇듯 팔은 90도 이상 올리면서 어깨는 힘을 빼고 내리는 부자연스러운 팔의 거상 동작이 반복되면 회전근개 손상의 원인이 되므로 주의해야 합니다. 따라서, 팔이 90도 이상으로 올라가는 동작에서는 견갑골의 상방회전에 집중해야 합니다.

    어깨를 내리는가 올리는가의 논쟁 이전에, 견갑골의 상방회전은 견갑골 외측연은 올라가고 내측연은 내려가는 것을 의미하기 때문에 아도무카스바나아사나(다운독)에서 견갑골을 목에서부터 멀리 떨어지게 하라는 것은 '부분적으로는' 맞는 큐잉입니다. 왜냐하면 상방회전을 하면 견갑골의 내측연은 목에서부터 멀어지면서 공간을 만들기 때문입니다(반면 외측연은 머리 쪽을 향해서 올라갑니다). 이를 종합해보면, 아도무카스바나아사나에서

상부교차증후군

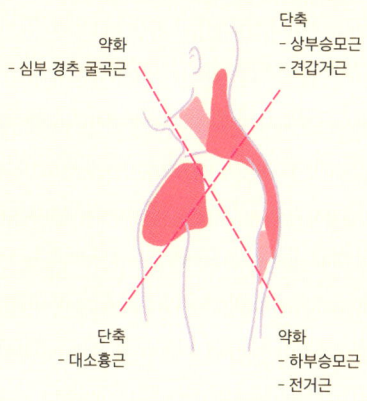

적절한 큐잉은 새가 날개를 머리 쪽으로 펼칠 때처럼 겨드랑이 바깥쪽에서부터 네 번째 손가락 방향을 향해 머리 쪽으로 밀어 내는 동시에, 목의 양쪽 면과 견갑골 사이의 윗 등은 부드럽게 끌어 내리도록 하는 것입니다.

  어깨는 손을 사용해서 무엇인가에 닿으려고 할 때 도와주는 기능을 합니다. 우리가 일상생활에서 찬장에 있는 그릇을 꺼내기 위해서 팔을 올릴 때, 견갑골을 위로 올려야 하는지 혹은 내려야 하는지 신경 쓰지 않고 그냥 손을 뻗습니다. 다만 오버리칭(over-reaching), 즉 닿지 않는 곳을 향해 팔을 뻗는다면 승모근이 같이 활성화되어 불필요한 목의 긴장을 일으킬 수 있습니다. 때문에 그러한 점을 주의하라고 평소 요가 수업에서 어깨를 내리라는 큐잉을 듣는 것입니다. 하지만 어깨관절에 대한 이해없이, 팔을 90도 이상 올려야 하는 동작에서도 무조건 어깨를 내리라는 큐잉을 앵무새처럼 반복하는 것은 바람직하지 않습니다. 이에 관절에 대해 충분히 알아가면서 큐잉을 적극적으로 해석해보세요.

어깨와 목을 위한 요가 시퀀스

어깨와 목의 긴장을 완화하는 시퀀스

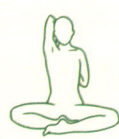
고무카아사나
(소머리 자세) 변형

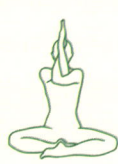
가루다아사나
(독수리 자세) 변형

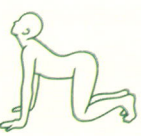
비틸라아사나
(소 자세)

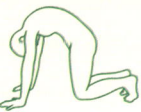
마르자리아사나
(고양이 자세)

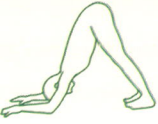
아드라핀차마유라아사나
(돌고래 자세)

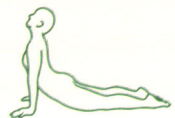
우르드바무카스바나아사나
(업독)

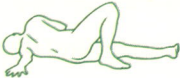
엎드려서 어깨 앞면을
늘리는 자세

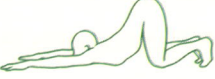
아난타아사나
(고양이 기지개 자세)

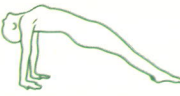
푸르보타나아사나
(위를 향한 널판지 자세)

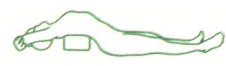
등 뒤에 블럭을 대고
가슴을 여는 송장 자세 변형

PART2. 엉덩관절

"요가 수련은 노력과 편안함 사이의 균형을 찾아나가는 과정이다."

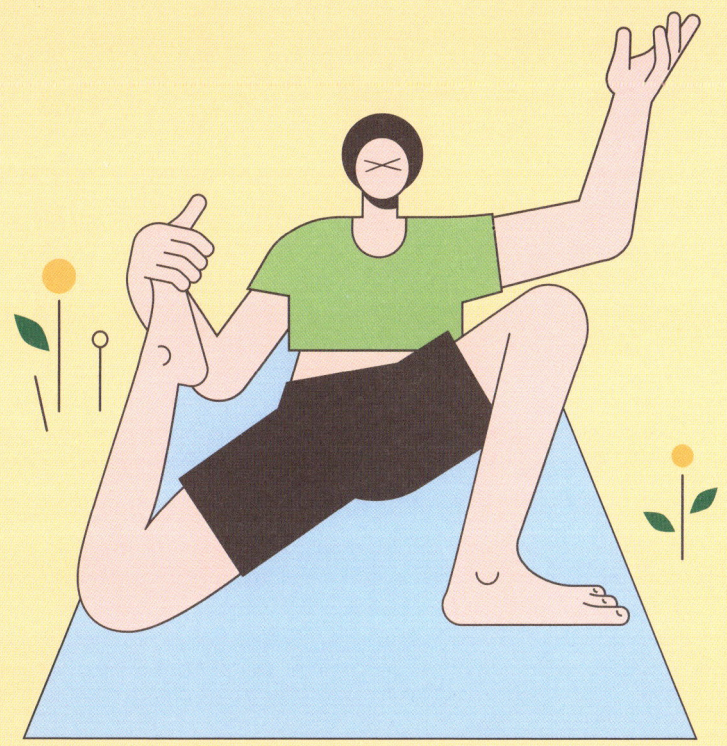

엉덩관절은 우리 몸의 하부 중심에 위치하며 상반신의
무게를 지지한다. 또한 걷기나 뛰기와 같이 큰 힘이
필요한 관절 운동을 수행하기 위해 크고 다양한 운동
범위를 가지는 우리 몸에서 추진력 시스템의 중심이다.
이 장에서는 엉덩관절의 통증 사례인 좌골신경통과
이상근증후군을 요가로 일상생활 속에서 예방하고
나아지는 법을 살펴본다.
더불어 엉덩관절의 근육과 구조를 보며 요가 수련에는
어떻게 적용할 수 있는지 알아본다.

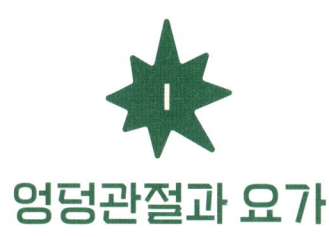

엉덩관절과 요가

엉덩관절은 대퇴골의 머리 부분과 골반의 큰 함몰 부위인 비구가 서로 만나서 공과 소켓 구조를 이루는 관절이다. 같은 공과 소켓 구조를 가지고 있음에도 어깨관절은 3개의 뼈(쇄골, 견갑골, 상완골)로 구성된 넓고 얕은 관절인 반면, 엉덩관절은 장골의 비구와 대퇴골이라는 2개의 뼈로만 구성되고 근육, 힘줄, 인대, 근막 및 지방이 층층이 두껍게 쌓인 깊은 관절이다. 이러한 특성으로 인해 엉덩관절은 어깨관절보다는 가동성이 떨어지지만 더 큰 안정성을 가지며, 체중을 지지하고 외부로부터의 충격을 견딜 수 있는 강한 부위이다. 엉덩관절에서의 균형과 조화는 상체와 하체를 통합하고 척추의 부드러운 움직임을 가능하도록 하여 우리 몸 모든 움직임의 중심이 된다.

1. 우리의 '엉치'가 아플 때

일상생활 중 오래 서 있거나 앉아 있었던 날에는 자신도 모르게 엉치(척추 아래 끝부분의 뼈) 부위를 손으로 두드리게 되고, 간혹 다리 쪽으로 저릿하거나 뻐근한 통증을 같이 느끼는 경우가 있다. 이는 잘못된 자세로 인해 엉덩관절(고관절, Hip joint) 부위의 근육이나 신경이 압박되는 경우 나타날 수 있는 증상들이다. 이런 증상들이 있는 경우 '좌골신경통'과 '이상근증후군'을 의심해볼 수 있다. '좌골신경통'은 좌골(궁둥뼈, Ischium) 신경이 압박되어 나타나는 통증을 지칭하며, 원인으로는 여러 하부 척추 질환, 천장관절의 부정렬, 그리고 단순 근육긴장까지 다양하다. '이상근증후군'은 좌골신경통을 일으키는 원인 중 하나로 엉덩관절의 근육인 이상근의 긴장으로 인해 좌골신경이 압박되어 나타난다.

1) 좌골신경통이란?

좌골신경통의 원인으로는 하부 척추 질환들(퇴행성 추간판 질환, 요추 추간판 탈출증, 척추 전방전위증, 요추 척추관 협착), 천장관절 부정렬, 이상근증후군 등이 있다. 좌골신경이 침범 혹은 압박되거나 자극을 받을 수 있는 다른 원인으로는 임신(자연적인 체중 증가 및 무게중심 이동), 근육긴장(특히 엉덩관절과 엉덩이 부위 근육), 흉터 조직(허리 수술 후 회복하는 과정에서 흔함), 또는 척수 종양이 있다. 좌골신경은 아래 허리와 천골 부위에서 시작해서 엉덩이와 허벅지 뒤쪽

좌골신경과 이상근

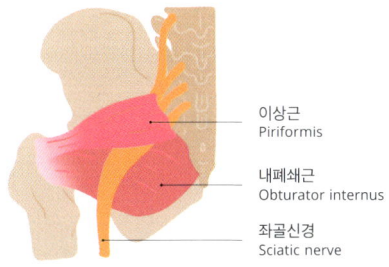

을 지나 종아리와 발쪽으로 주행하는데, 이 신경이 침범을 받거나 압박되거나 자극을 받으면 한쪽 허리와 엉덩이에서부터 다리와 발로 뻗치는 통증, 저린 느낌, 무감각, 근력 약화와 같은 증상이 나타나게 된다.

2) 이상근증후군과 이상근 스트레칭

엉덩관절의 외회전근 중 하나인 이상근은 천장관절의 앞쪽에서 시작해서 대퇴골 대전자(대퇴골에서 바깥쪽으로 크게 튀어나온 뼈 부분)에 부착되어 있다. 외회전근들 중 유일하게 천골에서 시작하기 때문에, 이상근은 천장관절을 안정화하는 역할을 한다. 한쪽 이상근이 반대쪽 이상근보다 긴장되어 있으면 천장관절의 균형에 부정적인 영향을 주어 통증 및 불안정성을 유발할 수 있다. 좌골신경은 이상근 밑으로 또는 이상근을 뚫고 지나가기 때문에, 이상근이 긴장되어 있으면 좌골신경이 압박될 수 있는데, 이를 이상근증후군이라고 한다.

이상근증후군

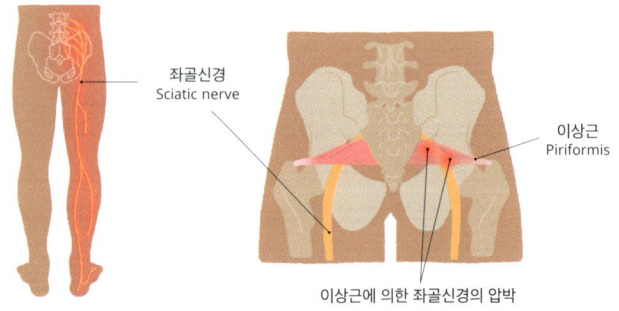

다행히도 좌골신경통과 이상근증후군의 대부분의 증상은 적절한 스트레칭과 예방 운동을 통해 완화될 수 있다. 이상근을 스트레칭하는 대표적인 요가 동작들을 소개한다.

가루다아사나(독수리 자세)는 엉덩관절에서 대퇴골의 내회전과 내전을 강조하기 때문에 효과적이다. 이는 이상근의 주요

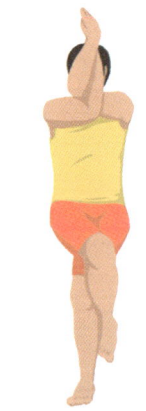

가루다아사나(독수리 자세)

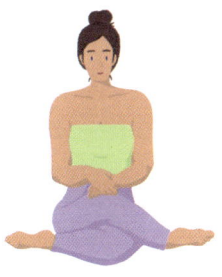
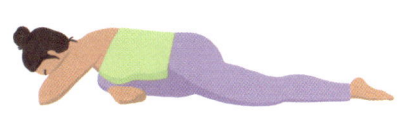

고무카아사나
(소머리 자세)

엎드린 에카파다라자카포타아사나
(잠자는 반비둘기 자세)

작용인 대퇴골의 외회전과 외전에 반대되기 때문이다.

엉덩관절 중립상태(해부학적 자세)에서와 달리, 엉덩관절이 90도 이상 굴곡되면 이상근의 주행방향이 달라지고 기능도 엉덩관절 내회전근으로 바뀐다. 그래서 반대 움직임인 엉덩관절 외회전 동작에 해당하는 고무카아사나(소머리 자세)와 엎드린 에카파다라자카포타아사나(잠자는 반비둘기 자세)가 이상근 스트레칭에 효과적이다.

2. 엉덩관절, 다치지 않고 요가 하기

먼저, 요가에서 '힙 오프닝(hip opening)'이라고 이야기할 때의 '힙'은 어디일까? 보통 사람들은 '힙'이라고 하면 엉덩이 외측면의 골반 바깥쪽 뼈(장골) 부위를 가리킨다. 또한 요가의 '힙 오프닝'이라는 단어도 '골반 열기'로 자주 번역된다. 하지만 해부학적으로 '힙'은 '엉덩관절' 부위를 말한다. 따라서 우리가 '힙'이라는 용어를 사용할 때 단순히 바깥쪽 골반 부위로 인식하는 것이 아니라, 엉덩관절을 이루고 있는 관절들과 근육들에 대해 입체적으로 생각해야 한다. 엉덩관절은 360도로 움직일 수 있는 공과 소켓 모양의 구조이다. 따라서 엉덩관절은 여러가지 방향으로 움직일 수 있으며, 여러 근육들이 엉덩관절의 둘레 전체를 둘러싸고 있다.

우리가 평상시에 주로 하는 요가 시퀀스들은 엉덩관절의 전면부는 수축하고 후면부는 늘리는 방향으로 집중되어 불균형적으로 구성되는 경우가 많다. 이러한 불균형적인 시퀀스는 엉덩관절 후면부와 햄스트링 부위의 과신장과 근력저하를 일으키고, 엉덩관절의 다른 부분(전면, 내측면)은 스트레칭으로부터 소외된다. 따라서 균형 잡힌 요가 수련을 위해서는 기존의 시퀀스에서 자주 소외되는 부위와 움직임을 분석하고 보완할 수 있어야 한다.

3. 엉덩관절의 기능에 따른 근육과 요가

여기서는 엉덩관절의 기능에 따른 5개의 근육 구획을 알아본다. 이를 통해 요가 수련에서 엉덩관절 부위의 균형 잡힌 움직임을 가져갈 수 있는 방법을 소개해보고자 한다.

1) 슬괵근(햄스트링) 강화

슬괵근은 골반뼈 중 하나인 좌골에 부착되어 엉덩관절의 일부를 이루며, 엉덩관절을 신전하고 무릎을 굴곡한다. 슬괵근은 골반 앞쪽으로의 회전(전방경사)을 방해하기 때문에, 슬괵근이 타이트하면 전굴을 제한한다. 반면, 후굴에서는 골반이 뒤쪽으로 회전(후방경사)할 수 있도록 도와준다. 이러한 골반의 후방경사는 후굴에서 척추가 더 깊고 편안하게 움직일 수 있게 한다.

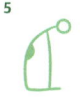

슬괵근은 현대 빈야사 시퀀스에서 가장 빈번하게 과신장되는 근육이다. 슬괵근을 늘리는 것이 꼭 나쁜 것은 아니다. 하지만 시퀀스를 항상 과하게 슬괵근을 반복적으로 늘리는 방향으로만 구성하고 강화하는 방향으로는 구성하지 않는다면, 슬괵근 부착부의 손상을 일으킬 가능성이 높아진다. 따라서 시퀀스를 구성할 때 다음의 슬괵근을 강화하는 자세를 많이 포함해야 한다. 엎드린 자세에서의 후굴인 살라바아사나(메뚜기 자세)[1]와 다누라아사나(활 자세)[2], 선 자세에서 햄스트링을 긴장시키며 사용하는 하이 런지와 트리코나아사나(삼각 자세)[3] 그리고 비라바드라아사나(전사 자세) 계열의 선 자세, 위를 향하는 후굴 자세에서 햄스트링을 사용하는 세투반다아사나(다리 자세)[4], 우스트라아사나(낙타 자세)[5]를 바탕으로 시퀀스를 구성해보자.

근육을 강화하는 것과 근육을 늘리는 것은 서로 배타적이지 않다. 많은 사람은 근육을 강화하면 그 근육의 가동성을 떨어뜨리고 뻣뻣하게 만들 것이라고 생각한다. 하지만 유연성을 같이 훈련한다면 근육의 긴장도 발달은 유연성을 저해하지 않는다. 보디빌더처럼 유연성 운동은 하지 않고 근육의 부피 성장을 위한 근력 운동만 한다면 유연성이 떨어지겠지만, 체조 선수처럼 근력 운동을 하면서 유연성 운동을 같이 한다면 서로 전혀 방해되지 않는다. 오히려 몸의 균형 있는 발달에 시너지 효과를 낼 수 있다.

2) 엉덩관절 외회전근 강화

대둔근 아래 6개의 외회전근이 있는데, 이 중 가장 유명한 근육이 이상근이다. 외회전근에 제한이 있으면 다리를 꼬아서 앉는 것이 힘들고, 그 상태에서 앞으로 숙이거나 비트는 것은 더 어렵다. 앞서 언급했듯 대부분의 사람이 '힙'을 장골의 바깥쪽, 즉 엉덩이 바깥쪽에 국한하여 인식하는 경향이 있다. 그래서 힙 오프닝(골반을 여는) 자세를 엉덩이의 바깥쪽과 뒤쪽 근육(외회전근, 외전근)을 늘리는 자세인 엎드린 에카파다라자카포타나(잠자는 반비둘기 자세)[1]나 아그니스탐바아사나(장작 자세)[2], 고무카아사나(소머리 자세)에 국한해서 생각하는 경향이 있다. 실제로 많은 사람이 장시간 앉아서 일하는 생활을 하기 때문에 그 부위의 스트레칭이 필요한 것은 부정할 수 없다. 하지만 그 부위의 근육들을 늘리는 것과 마찬가지로 강화하는 것 또한 필요하다.

외회전근 그룹을 강화하는 것은 천장관절 부위를 안정화하고 엉덩관절이 최적의 정렬을 유지할 수 있도록 도와줄 수 있다.

만약 엉덩관절의 외회전 근육들을 반복적으로 과하게 늘리기만 하고 근육들을 강화하지 않으면, 천장관절의 불안정성을 유발하여 통증이나 부상에 취약해질 수 있다. 외회전근은 주로 선 자세와 후굴 자세를 할 때 활성화되고 강해진다. 특히 후굴을 할 때 슬괵근(햄스트링), 대둔근, 엉덩관절 외측 근육들을 엉덩관절 신전에 필요한 만큼 적절히 긴장시키는 것이 도움이 되며, 동시에 내전근을 같이 활성화한다면 엉덩이에 힘을 줘서 무릎이 벌어지는 것을 걱정하지 않아도 된다.

3) 엉덩관절 굴곡근 스트레칭

엉덩관절 굴곡근은 장요근과 대퇴직근, 그리고 내전근 그룹 중 대내전근 후부를 제외한 단내전근, 장내전근, 치골근, 대내전근 전부(앞)가 포함한다. 내전근 그룹은 엉덩관절의 굴곡뿐만 아니라 엉덩관절의 내전에도 주요한 근육으로 작용하기 때문에 여기서는 내전근 그룹을 엉덩관절 내전근으로 따로 분류하여 설명하였다. 이 근육들은 골반의 앞쪽을 허벅지의 앞쪽에 연결시키며, 수축 시 골반의 앞쪽과 허벅지의 앞쪽이 서로 가까워지는 방향의 운동(엉덩관절의 굴곡)을 만들어낸다. 요가에서 이 근육들은 전굴 자세와 코어 중심의 운동인 나바아사나(보트 자세)[1], 카카아사나(까마귀 자세)[2]를 할 때에 능동적으로 수축한다.

　의자에 앉아 있는 자세에서 대퇴골은 엉덩관절에서 90도로 굴곡되고, 골반은 전방경사가 된다. 현대인들은 오랜 시간 앉아서 생활하기 때문에 엉덩관절 전면부의 근육들이 만성적으로 단축되고, 엉덩관절 굴곡근(대표적으로 장요근)의 근위부(몸의 중심부에서 가까운) 부착부인 아래 허리의 긴장도가 높아지기 쉽다.

따라서 시퀀스를 구성할 때에 엉덩관절의 뒷면, 바깥면은 더 강화하고, 엉덩관절의 앞면은 더 늘릴 수 있도록 균형을 잡아주는 것이 필요하다. 하이 런지[1]와 로우 런지(안자네야아사나)[2]는 이에 매우 적합한 자세이다. 실제 요가 수련에서는 엉덩관절 앞면을 스트레칭하는 로우 런지 또는 하이 런지 변형의 태양경배 자세를 일반적인 태양경배 자세 전에 하는 등의 방법으로 적용해 볼 수 있다. 다만, 여기서 골반이 지나치게 처지거나 전방경사되지 않도록 골반을 약간 들어 올리고 코어 근육에 해당하는 복횡근을 사용하는 것이 필요하다. 로우 런지와 하이 런지에서는 뒤쪽 다리의 엉덩관절 굴곡근이 늘어나면서 당겨지는 자극을 잘 느낄 수 있다. 특히 로우 런지에서 뒤쪽 다리의 무릎을 접어 손을 사용해 엉덩이 쪽으로 끌어당기면[3] 대퇴사두근의 스트레칭에 좀 더 집중하게 된다. 이 외에도 비라아사나(영웅 자세)[4], 숩타비라아사나(누운 영웅 자세)[5]에서 충분한 시간을 들여 깊게 호흡하는 것도 엉덩관절 굴곡근의 긴장을 완화시키는 데에 도움이 된다.

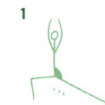
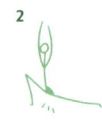

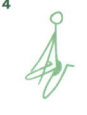

4) 내전근 스트레칭

내전근은 다리를 서로 가깝게 모아주는 근육으로, 허벅지 안쪽에 위치한다. 요가에서 이 근육들은 나바아사나(보트 자세)처럼 코어에 집중된 자세나 운동을 할 때 강화된다. 보통 내전근을 스트레칭하는 동작을 하면 다리 안쪽으로 근육이 늘어나는 자극을 느끼기 때문에, 내전근은 엉덩관절 근육이 아니라고 여겨지는 경우가 많아 힙 오프닝 시퀀스에서 종종 누락되기도 한다. 하지만 다리 안쪽의 내전근이 엉덩관절 굴곡(장내전근, 단내전근, 대내전근 전부)과 신전(대내전근 후부)의 기능을 일부 공유하기 때문에, 내전근이 타이트하면 엉덩관절의 신전근인 슬괵근과 엉덩관절 굴곡근의 움직임을 제한할 수 있다. 따라서 받다코나아사나(나비 자세)[1], 사마코나아사나(사이드 스플릿)[2], 말라아사나(화환 자세)[3], 아난다발라아사나(행복한 아기 자세)[4], 웃카타코나아사나(여신 자세)[5], 우파비스타코나아사나(박쥐 자세)[6], 웃티타파르스바코나아사나(측각도 자세)[7] 등 내전근을 스트레칭하는 자세를 추가한다면, 더 효과적이고 균형 있게 엉덩관절을 열 수 있다.

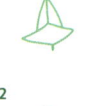
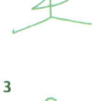
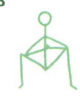

5) 외전근 강화

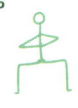

외전근에는 둔근, 대퇴근막장근, 봉공근이 포함된다. 이 근육들은 골반의 바깥쪽에서 대퇴골의 바깥쪽으로 주행한다. 외전근이 수축하면 골반을 안정화하거나 대퇴골을 바깥쪽으로 벌린다. 대퇴골을 바깥쪽으로 벌리는 기능이 강조되어 외전근이라는 이름이 붙었지만, 외전근은 주로 서 있거나 걸을 때 골반을 안정적으로 지지하는 역할을 많이 한다. 엎드린 에카파다라자카포타아사나(잠자는 반비둘기 자세)[8]나 고무카아사나(소머리 자세)와 같이 엉

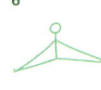
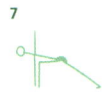

덩관절의 바깥쪽을 스트레칭시키는 자세가 이 근육을 늘려주는 자세이다. 아르다찬드라아사나(반달 자세)[1]와 같은 선 자세는 외전근을 강화시킨다. 요가에서 외전근은 서서 균형 잡는 자세들 이외에 많이 사용되지 않기 때문에 이 근육들을 강화하기 위한 많은 노력을 기울여야 한다.

4. 요가 수련과 천장관절의 안정성

1) 골반과 척추의 관계

천장관절 문제는 아이러니하게도 초심자보다는 요가를 오랫동안 꾸준히 수련해온 숙련자들에게서 많이 나타난다. 특히 빈야사 요가에서 천장관절 문제는 반복적인 스트레스로 인한 통증과 부상의 대표적인 예이다.

비틀기 동작을 할 때 골반과 척추의 관계는 흙과 식물에 비유할 수 있다. 우리가 식물을 옮겨 심을 때 기존의 흙과 함께 식물을 옮겨 심지, 식물만 뿌리째 뽑아서 옮겨 심지 않는다. 요추(허리등뼈)는 비틀기 동작을 할 때 후관절(Facet joint)의 모양과 크기로 인해 비틀기 위해 필요한 회전이 거의 일어나지 못하게 설계되어 있다. 따라서 깊은 비틀기 동작이 일어나기 위해서는 보상적으로 골반에서 천장관절을 이루는 천골과 장골에 서로 반대되는 방향으로 힘이 가해지게 된다. 이는 천장관절을 안정화하는 인대들에 부담을 주게 되는데, 시간이 지나면서 통증과 기능적인 문제를 일으킬 수 있다. 그러므로 비틀기 동작에 접근하는 안전한 방법은 척추와 골반을 같은 방향으로 움직이는 것이다. 마치 흙과 식물을 같이 옮겨 심는 것처럼 말이다.

척추와 골반을 흙과 식물에 비유하는 것은 이 둘의 관계에서 가동성보다는 안정성에 중요성을 두는 것을 의미한다. 천장관절은 척추의 가장 밑에 있는 안정화를 담당하는 구조물인 골반의 일부로 가동성보다는 움직임으로 인한 충격을 흡수할 수 있도록 설계되어 있다.

골반의 구조를 살펴보면, 여러 뼈들이 모여서 하나의 큰 사발그릇 같은 모양을 이루고, 이 안에 생식기와 같은 중요한 장기를 담아서 보호할 수 있는 형태이다. 골반이라는 큰 틀 안에서 여러 뼈가 관절이나 결합을 이루고 있다. 골반 내에 존재하는 작은 관절들(여기에는 천장관절, 치골결합 등이 포함된다)은 가동성이 낮으며 매우 제한적으로 움직일 수 있기 때문에, 요가 수련을 할 때에

천장관절

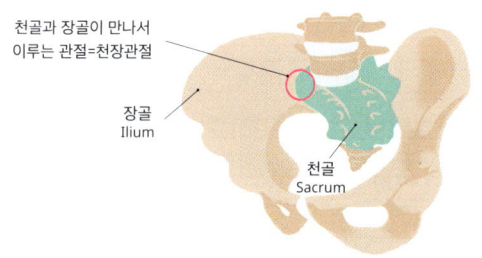

골반을 움직이는 가장 좋은 방법은 바로 이 여러 관절의 연속성이 유지되도록 골반을 하나의 단위로 움직이는 것이다.

2) 천장관절의 과가동성과 천장관절증후군

천골과 장골로 이뤄진 천장관절 부위의 뒤쪽은 거미줄과 같이 얽힌 인대 조직에 의해 안정화되어 있기 때문에 움직일 수 있는 범위가 제한된다. 주로 천장관절이 너무 한쪽으로만 움직이고 다른 쪽으로는 움직이지 않을 때 문제가 생긴다. 예를 들어 자누시르사아사나 자세(무릎 위에 머리를 두는 자세)[1]에서 전굴을 할 때에 골반은 원래 하나의 단위로 움직여야 하는데, 더 깊은 전굴을 위해서 과도하게 힘을 주면 골반 내부에 있는 관절이 적정 가동범위를 넘어서 서로 다른 방향으로 움직이게 된다. 이런 상황이 반복되면, 골반 내부의 관절을 결합하는 인대들의 안정성이 떨어지고 부정렬이 발생하며 골반이 비대칭적 방향으로 움직이게 되면서 불편함과 통증을 일으킬 수 있다.

    관절의 구조가 안정성을 잃게 되면 과가동성을 일으키고, 이는 관절을 원치 않는 방향으로 움직이게 한다. 퍼즐처럼 딱 맞춰져 있던 관절의 어느 한 부분이 강하게 늘어나서 헐거워지면, 관절을 이루는 뼈가 정상적인 결합과 정렬에서 벗어나 움직이게 되고, 서로 충돌하거나 압박되면서 아래 허리와 엉치 부위로 쑤시는 통증을 일으키게 된다.

천장관절에 가장 부담을 주는 자세는 비대칭적인 선 자세, 비대칭적으로 앉은 비틀기 자세, 그리고 비대칭적으로 움직이는 전환 자세들(엉덩관절의 전굴과 내/외회전이 결합되는 경우)이다. 만약 다음 그림의 자세처럼 아래 허리와 엉덩이 후면 깊숙이 천장관절 부위로 통증이 있다면, 통증이 가라앉을 때까지 해당 부위를 자극하는 수련의 강도와 빈도를 줄이는 것이 필요하다.

천장관절의 안정성은 인대의 힘에 많이 의존하기 때문에 장기적으로 건강한 천장관절을 위해서는 천장관절의 인대 구조의 통합성을 보존하는 것이 가장 중요하다. 인대가 본연의 정상 범위를 넘어서 늘어나게 되면 파열이 진행되거나 혹은 완전히 탄력을 잃어서 기능을 못하게 된다. 인대는 관절 구조를 지키는 가드 역할을 하며, 관절이 어떤 방향으로 움직일 수 있고 움직일 수 없는지를 안내한다. 따라서 요가를 수련할 때에 움직임의 안

천장관절증후군

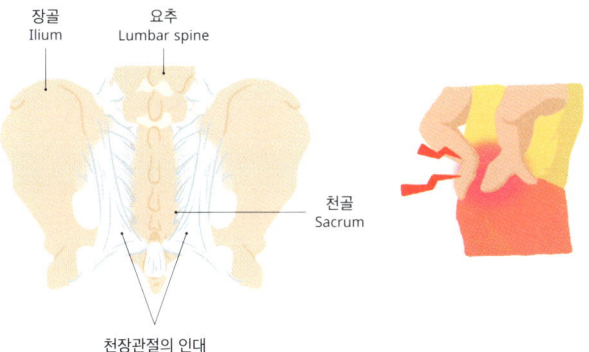

정성보다 움직임의 범위를 우선시하게 되면 건강한 인체 구조에 반하게 된다. 모든 인대들이 통증을 감지해내는 감각 수용기인 통증 수용기를 가지고 있지는 않기 때문에 천장관절의 인대가 늘어난다고 해서 무조건 통증이 생기는 것은 아니다. 그렇기 때문에 본인도 모르는 사이에 엉덩관절에서의 과도한 굴곡 및 외회전 운동으로 천장관절의 인대를 반복적으로 과도하게 신장시킬 수 있다. 이 때 시간이 지남에 따라 인대들은 탄력성을 잃게 되는데, 통증이 나타날 때는 이미 이러한 변화가 상당히 진행된 경우가 많다.

다행히도 인체는 인대와 같은 정적인 안정화 요소와 더불어 근육과 같은 동적인 안정화 요소를 같이 가지고 있다. 천장관절에서 동적인 안정화 요소로 작용하는 근육이 바로 이상근인데, 천장관절을 지나는 근육으로는 유일하기 때문이다. 천장관절의 바른 정렬을 지키기 위해서는 적절히 강한 긴장도가 있는 이상근을 가지는 것이 가장 좋은 방법이다. 특히 이상근의 원심성 수축력(근육이 늘어날 때 늘어난 상태를 버틸 수 있는 힘)을 강화하는 것에 중점을 두어야 한다. 정리하자면, 이상근을 신장시키는 자세(엉덩관절 굴곡 상태에서의 외회전)를 할 때 이상근을 약간 수축시키는 힘(원심성 수축)을 가함으로써 이상근의 힘과 탄력성을 동시에 기를 수 있다.

천장관절의 문제는 코어-척추-골반의 연결 시스템과도 연관되어 있다. 코어의 후면과 엉덩관절의 후면을 수동적으로 늘리는 것을 오랜 기간동안 반복하게 되면 천장관절 중 하나에 과가동성이 생기기 쉽다. 다시 말해 요추, 엉덩관절의 뒤쪽과 바깥쪽 그리고 슬괵근이 지나치게 당겨져 늘어나기만 하고 강화되지 않으면 코어-척추-골반의 연결성에 따라 골반의 일부 중 천장관절의 안정성이 떨어진다. 따라서 천장관절의 안정성을 증가시키기 위해서는 체간 코어(심부 척주기립근인 다열근과 복부 근육) 및 엉덩관절 근육(슬괵근)들을 강화하는 운동(예를 들어, 위를 보고 누운 상태에서 무릎을 굽혀 발로 바닥을 밀며 허리와 골반을 바닥으로부터 들어올리는 자세인 세투반다아사나[1])을 병행하는 것이 필요하다.

    요가 수련은 노력과 편안함 사이의 균형을 찾아나가는 과정이다. 유연성과 힘, 안정성과 가동성, 근육의 긴장도와 탄력성 중 어느 한쪽으로 치우쳐지지 않는 균형을 탐색하는 과정인 것이다. 대부분의 요가 수련자들은 관절과 근육을 더 유연하게 움직이는 것에 집중하는 경향을 가지기 쉽다. 때문에 적절한 근육의 긴장도를 유지하면서 관절과 인대가 정상적인 정렬에서 벗어나 과가동성의 문제를 일으키지 않도록 유의해야 한다. 근육의 긴장도와 유연성을 서로 별개라고 생각할 수 있지만, 원심성 수축을 통해 두 가지를 같이 발달시킬 수 있다. 천장관절뿐만 아니라 인체 모든 부위의 원심성 수축력을 키우는 것은 몸 전체의 부상을 예방하는 좋은 방법이 될 수 있다.

5. 후굴 수련과 엉덩관절의 관계

엉덩관절 굴곡근은 종종 요가의 후굴 동작을 제한하는 가장 큰 요소이다. 엉덩관절 굴곡근이 타이트하면, 골반이 대퇴골을 기준으로 뒤로 회전(후방경사)하는 것을 방해한다. 후굴 동작을 할 때 골반에서 후방경사가 충분히 일어나지 못하면 아래 허리 부위에서 그만큼 더 큰 각도를 신전을 통해 만들어내야 하기 때문에 요추가 압박되기 쉽다. 따라서 요가에서 후굴 동작을 할 때에 아래 허리 쪽이 찝히는 느낌이 든다면, 엉덩관절 굴곡근이 타이트해서 요추 쪽으로 부담이 가기 때문인 경우가 많다. 이러한 경우에는 후굴 동작을 준비할 때에 엉덩관절의 굴곡근을 늘려 줄 수 있는 로우 런지, 비라아사나(영웅 자세), 숩타비라아사나(누운 영웅 자세) 등의 자세에서 충분한 시간을 들이는 것이 도움이 된다.

여기서는 후굴 수련과 엉덩관절의 관계를 중심으로 후굴과 둔근의 관계, 후굴과 골반의 전/후방경사와의 관계를 먼저 알아보고, 추가적으로 건강하게 후굴 동작에 접근하는 방법과 쉽게 따라할 수 있는 후굴 준비 자세 네 가지를 소개하고자 한다.

1) 후굴과 둔근의 관계

어떤 선생님들은 후굴 동작에서 엉덩이 근육을 '조이는' 것이 천골과 아래 허리를 압박할 수 있기 때문에 엉덩이 근육에 힘을 주지 말고 이완하라고 지시한다. 또 어떤 선생님들은 후굴을 할 때

둔근을 사용하는 것은 필수라고 말한다. 어떤 아사나가 주어지든 수련자들의 몸 상태는 서로 다르기 때문에 각기 다른 동작이나 정렬을 통해 도움을 받을 수 있다. 따라서 앞선 상반된 의견에 관해서는 "대부분의 수련자들은 후굴에서 둔근을 사용하는 것이 도움이 될 것이다"라고 말하는 것이 보다 정확한 표현에 가깝다.

둔근 그룹은 대둔근, 중둔근 그리고 소둔근으로 이루어진다. 후굴에서 둔근을 활성화해야 한다고 말할 때는 대둔근을 일컫는 것이다. 대둔근이 활성화되면 엉덩관절은 신전된다. 후굴 시 요추의 압박을 덜어주기 위해서는 약간의 엉덩관절 신전이 필요하기 때문에, 이러한 대둔근의 활성화는 안전한 후굴에 필수이다. 또한 오랫동안 요가를 수련한 사람들은 과가동성과 불안정한 천장관절을 가지고 있는 경우가 많은데, 둔근의 개입은 이러한 천장관절의 안정화를 돕는 역할도 한다.

우스트라아사나(낙타 자세)와 같이 무릎 꿇은 후굴 그리고 세투반다아사나(다리 자세), 우르드바다누라아사나(위를 향한 활 자세)와 같은 위를 향한 후굴에서는 둔근의 개입이 더 큰 도움이 된다. 이 자세들은 더 큰 각도로 척추의 신전을 만들기 때문에 골반과 척추가 서로 결합력 있게 움직이는 것이 더 중요한 요소로 작용한다. 좌골 주위의 둔근을 활성화하는 것은 골반을 뒤로 회전(골반의 후방회전)하도록 함으로써 요추의 압박(아래 허리가 '찝히는 혹은 접히는 느낌'이 드는 것)을 감소하도록 도와줄 수 있다. 또한 둔근은 위를 향한 후굴 자세(대표적으로 우르드바다누라아사나)에서 골반의 무게를 들어올리는 것을 도와준다. 만약 이러한 자세들에서 둔근을 사용하지 않는다면, 주변의 다른 부위가 이를 대신해서 비효율적이고 불필요한 부담을 받게 된다.

어떤 후굴 동작은 둔근의 개입을 통해 향상될 수 있지만 다른 후굴 동작에서는 그렇지 않을 수 있다. 살라바아사나(메뚜기 자세)와 부장가아사나(코브라 자세)와 같이 엎드린 후굴자세에서는 골반의 무게가 바닥에 의해 지지되기 때문에 둔근의 개입이 큰 효과가 없을 수 있다. 이 자세에서는 골반이 바닥에 닿아 있기 때문에 골반을 들기 위한 둔근의 힘이 필요하지 않으며, 골반이 바닥에 의해 고정되고 지지되기 때문에 둔근이 제공하는 안정화가 필요 없게 되는 것이다.

어떤 선생님들은 수련자들이 후굴 자세에서 둔근을 개입시키는 것이 무릎을 너무 벌어지게 만들까 걱정한다. 둔근 그룹은 엉덩관절의 신전과 더불어 외회전을 일으킬 수 있기 때문에 이는 충분히 근거가 있는 걱정이지만, 이러한 문제는 길항근을 함께 활성화시키는 것을 통해 쉽게 해결할 수 있다. 다시 말해, 무릎이 벌어지는 상황에서는 허벅지 안쪽에 있는 근육인 내전근을 둔군과 함께 수축하면 된다. 둔근을 사용하는 동시에 내전근을 활성화시키면, 허벅지는 자연스럽게 중립의 위치에 놓이고 양 무릎은 평행을 유지할 수 있다.

2) 후굴에서 골반의 전방경사? 후방경사?

아래 허리 부위의 통증이 있거나 후굴 수련을 처음 접한 초보자의 경우에는 후굴을 할 때 골반을 후방경사하는 방향으로 움직이는 것을 권장한다. 하지만 숙련자의 경우에는 후굴을 할 때 골반의 전방경사 또는 후방경사가 이루어져야만 한다는 생각의 틀에서 벗어나서 그날의 내 몸과 마음 상태에 따라 필요한 움직임을 탐색해볼 수 있다.

후굴에서 골반을 살짝 전방경사시키면 윗 등에 해당하는 흉추부(경추와 요추 사이에 위치한 척추의 중간 부분)의 신전에 더 쉽게 접근할 수 있도록 도와준다. 좌측 그림은 일반적인 우르드바다누라아사나(위를 향한 활 자세)이고, 우측 그림은 일반적인 우르드바다누라아사나에서 골반이 전방경사된 변형 자세이다. 좌측에 비해 우측 그림에서 흉추와 어깨관절의 더 강한 신전을 통해 더 깊은 후굴이 일어난 것을 볼 수 있다. 물론 흉추와 어깨의 가동성과 코어와 척추의 힘이 충분하지 않은 사람이 준비되지 않은 상태로 우측 그림과 같은 자세를 무리해서 시도한다면 앞에서 설

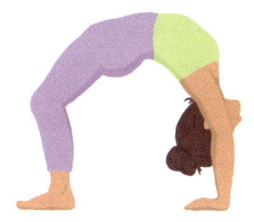 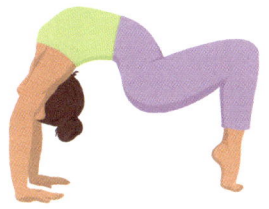

일반적인 우르드바다누라아사나(위를 향한 활 자세)와 골반이 전방경사된 변형 자세

명한 것처럼 아래 허리 부위에 압박 스트레스를 줄 수 있으니 주의해야 한다.

6. 건강하게 후굴 동작 하는 방법

후굴 동작을 할 때는 어느 한 곳이 지나치게 압박되거나 찝히는 느낌이 들지 않는, 균형 잡힌 아치 모양을 만드는 것이 중요하다. 즉, 어느 한쪽만 과하게 꺾기보다는 전체적으로 후굴의 각도가 원을 그리듯이 완만한 곡선을 이루어야 몸의 한 부분에만 스트레스가 집중되지 않는다. 흉추는 갈비뼈에 연결되어 있는 반면 요추는 상대적으로 자유로운 구조이기 때문에, 의식하지 않으면 흉추보다 요추를 더 많이 신전하게(뒤로 꺾게) 된다. 따라서 뒤로 꺾는다는 느낌보다는 몸의 앞면은 길게 열면서 몸의 뒷면의 근육을 활성화시킨다는 느낌으로 접근하는 것이 필요하다.

1) 후굴 자세에 필요한 요소
후굴을 위해 필요한 요소들을 구체적으로 살펴보자. 어깨와 가슴이 이어지는 어깨관절의 전면부는 스트레칭이 필요한 반면에 어깨와 등이 만나는 어깨관절의 후면부는 강화가 필요하다. 즉, 후굴은 허리를 꺾는 자세가 아니라 몸의 앞면을 위로 들어 올리는 힘이 우선되어야 한다. 그렇기에 후굴을 하고 싶다고 무작

정 허리를 꺾는 동작을 하기보다는, 먼저 엎드린 자세에서 상하체를 들어 올리는 몸 뒷면의 힘을 키우는 것이 중요하다. 살라바아사나(메뚜기 자세)에서 랫풀다운(윗 등을 조여 팔꿈치를 중앙으로 모으는 동작)[1]을 하는 것처럼 팔 움직이기, 필라테스의 스위밍 동작(엎드린 상태에서 팔다리를 들어 수영하듯이 교차하여 아래위로 움직이는 동작)[2] 등은 후면부의 당기는 근육들 중에서도 특히 견갑대 뒤쪽의 견갑골을 후인하는 근육들(견갑골 사이에 있는 능형근, 상·중·하부의 승모근, 상후거근 그리고 회전근개 일부)을 강화시킨다. 이후 살라바아사나(메뚜기 자세)-다누라아사나(활 자세)-우스트라아사나(낙타 자세)-세투반다아사나(다리 자세)-우르드바다누라아사나(위를 향한 활 자세)-드롭백/컴업 순서로 점진적으로 후굴의 난이도를 높여서 수련할 수 있다.

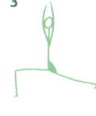

후굴에 있어서 가슴과 어깨를 여는 것도 중요하지만, 많은 현대인이 장시간 의자에 앉아서 생활하기 때문에 엉덩관절 앞부분에 있는 엉덩관절 굴곡근(장요근, 대퇴사두근의 일부, 내전근의 일부)이 타이트한 경우가 많다. 따라서 후굴에 접근하기 전에 로우/하이 런지, 비라바드라아사나1(전사 자세1)[3] 등과 같은 아사나를 통해서 엉덩관절 앞쪽을 충분히 열어주는 것이 선행되어야 한다.

또한 아래 허리 쪽의 통증이 있거나 후굴이 익숙하지 않은 초보자라면, 후굴을 시도할 때 골반 뒷면(꼬리뼈 부위)을 살짝 아래로 끌어내리는 느낌(골반의 후방경사)으로 엉덩관절 신전근(대둔근)에 적당한 긴장을 주고 복부 둘레(코어인 복횡근)를 코르셋처럼 활성화시키는 것이 좋다. 그러면 골반과 아래 허리 척추 사이에 공간이 생기고 각도가 완만하게 되어, 허리 쪽이 찝히는 불편함이나 통증을 완화시킬 수 있다.

종합하자면, 후굴 수련을 할 때 몸의 뒷면은 강화하면서 몸의 앞면을 늘리고 후굴의 난이도와 강도를 점진적으로 높이면서 수련한다면, 몸의 특정 부위의 불편함이나 통증 없이 후굴 수련이 주는 에너지 각성의 효과를 온전히 누릴 수 있을 것이다.

2) 쉽게 따라할 수 있는 추가 후굴 준비 자세 네 가지

일반적인 후굴 준비에는 엉덩관절 굴곡근과 대퇴사두근의 스트레칭, 엉덩관절 후면 강화, 그리고 어깨관절 스트레칭이 포함된다. 이외에도 추가적으로 고려하면 좋을 네 가지 후굴 준비 요소를 소개한다.

① 낮은 강도로 자신의 타이트한 부위를 집중적으로 풀어주기

일반적인 후굴 준비 동작들을 하고 난 후, 특별히 더 많은 준비가 필요하다고 생각되는 부위에 추가 시간을 들인다. 사람에 따라 특정 부위가 다른 부위에 비해 더 많은 준비가 필요할 수 있다. 이러한 타이트한 부위를 풀어주기 위해 폼롤러, 마사지공, 의자, 벽, 담요 등의 보조 도구를 적극적으로 사용할 수 있다.

② 몸의 측면(특히 광배근 부위)을 늘리기

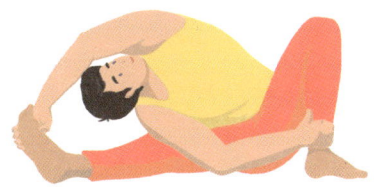

파리브리타자누시르사아사나(회전하는 머리 무릎 닿기 자세) 변형

광배근은 팔을 아래쪽과 몸에 가까운 쪽으로 당기는 기능을 한다. 타이트한 광배근은 어깨의 완전한 굴곡 운동(팔을 머리 위로 드는 오버헤드 동작)을 방해한다. 즉, 광배근을 신장시키는 것은 팔이 머리 위로 더 쉽게 올라갈 수 있도록 도와주는 일이다. 이는 다누라아사나(활 자세), 세투반다아사나(다리 자세), 우스트라아사나(낙타 자세)와 같이 팔이 몸의 뒤를 향하는 후굴에서는 중요성이 떨어지지만, 우르드바다누라아사나(위를 향한 활 자세)와 같이 팔을 머리 위로 뻗는 후굴에서는 측굴 동작을 통해 광배근을 늘려주는 것이 큰 진전을 만들 수 있다.

③ 후굴에서 원 혹은 아치 모양을 확장하는 방향으로 집중하기

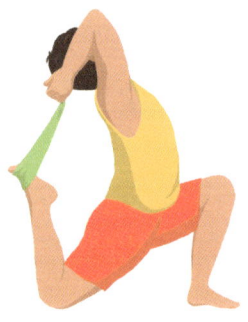

에카파다라자카포타아사나(반비둘기 자세) 변형

위 그림의 에카파다라자카포타아사나(반비둘기 자세) 변형에서와 같이 손과 발이 만나게 되는 동작에서 대부분의 수련자들은 처음부터 최대한 손과 발을 가깝게 만들기 위해 후굴의 원을 작게 만드는 경향이 있다. 이러한 경향은 후굴을 할 때 몸의 앞면이 충분히 늘어나지 못하도록 방해하고, 몸의 뒷면에서는 압박 스트레스가 골고루 분산되지 못하게 방해한다. 따라서 손과 발이 만나게 되는 깊은 후굴 동작에서는 먼저 자신의 한계점까지 도달하지 않을 정도의 가벼운 강도로(스트랩이나 요가휠을 사용해서) 같은 자세를 여러 번 반복한다. 그리고 그 낮은 강도의 자세에서 손과 발을 가깝게 만들려고 하기보다는 스트랩이나 수건 등을 사용해서 후굴의 원을 좀 더 크게 만들고, 몸이 그러한 자세에서 숨을 쉬면서 적응하고 안정되도록 충분한 시간을 들인다.

④ 가슴과 어깨의 앞쪽뿐만 아니라 뒤쪽도 같이 열어주기

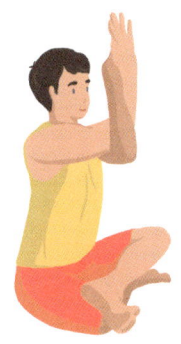

가루다아사나(독수리 자세) 변형

후굴 자세에서 팔을 머리 위로 뻗기 위해서는 견갑골을 상방회전을 하면서 견갑골 하단이 서로 벌어져야 한다. 만약 견갑골 사이에 있는 근육들이 타이트하면, 견갑골에서의 외전(벌어짐)과 상방회전을 방해하여 어깨관절에서 충분한 굴곡이 일어나지 못한다. 이러한 상태에서 팔이 머리 위로 올라가는 후굴 자세를 시도할 경우 등 쪽으로 숨쉬기가 어렵고 꽉 막힌 느낌을 받을 수 있다. 따라서 후굴 자세를 준비할 때 가루다아사나(독수리 자세)에서의 팔 동작과 같이 가슴 뒤편의 견갑골 사이를 열어주는 자세도 도움이 된다.

7. 우르드바다누라아사나 잘하는 법

1) 우르드바다누라아사나(위를 향한 활 자세)에서 엉덩관절이나 무릎관절에 불편함을 느끼는 경우

요가 자세의 정렬을 논할 때 '의무적으로 지켜야 하는 정렬'과 '선호되는 정렬'을 구분할 수 있어야 한다. 우르드바다누라아사나에서 양발이 골반 너비이면서 양발의 날이 서로 평행이 되는 정렬은 '선호되는 정렬'에 더 가깝다. 많은 타입의 몸에서 이러한 정렬을 완벽히 지키는 것이 쉽지 않기 때문이다. 만약에 이러한 정렬이 수련자의 엉덩관절과 무릎관절에 크게 문제를 일으키지 않는다면 괜찮지만, 불편함이나 통증을 일으킨다면 다른 접근 방법을 모색해야 한다.

우르드바다누라아사나에서 무릎관절, 그중에서도 무릎의 앞쪽과 안쪽에 불편함이 느껴진다면, 발을 엉덩이에서부터 조금 멀리 떨어지도록 하거나 무릎과 발을 골반 너비보다 넓게 벌리는 것을 추천한다. 발 날을 평행하게 만드는 것에서 벗어나 양발과 무릎이 약간 바깥쪽으로 향하도록 하는 것도 시도해볼 수 있다.

① 만약 발이 엉덩이 쪽에 너무 가까워서 무릎관절이 90도보다 더 굴곡되면 대퇴사두근의 원위부에 긴장도, 즉 무릎 위쪽과 앞쪽에 지나치게 당기는 느낌을 받을 수 있다. 이때 발을 엉덩이에서부터 조금 멀리 떨어지도록 하면 무릎에

지나친 긴장도가 생기는 것을 방지할 수 있다.

② 엉덩관절의 앞쪽과 다리의 앞쪽이 타이트한 사람의 경우에는 발 간격을 골반 너비보다 살짝 넓히는 것이 후굴 자세에서 몸의 앞면을 보다 편하게 늘리도록 도와준다. 같은 맥락으로 어깨가 타이트한 사람은 손의 간격을 살짝 넓힐 수 있다. 물론, 발의 간격이나 손의 간격을 살짝 넓게 하는 것이 다른 부위에 압박이나 문제를 유발하지 않는다는 전제하에 시행되어야 한다.

③ 발 간격을 살짝 넓히고 발 날이 평행하게 되는 것에서 벗어나 양발과 무릎이 약간 바깥쪽으로 향하게 하면, 몸 뒷면의 근육의 힘을 더 잘 사용할 수 있고 후굴에 저항하는 엉덩관절 굴곡근과 대퇴직근의 긴장도를 줄일 수 있다. 따라서 우르드바다누라아사나로 가기 위해 몸을 들어올릴 때 몸 앞면의 긴장도로 인한 저항은 줄이면서 몸을 들어 올리는 몸 뒷면의 힘을 더 잘 사용할 수 있게 된다.

요가 스타일에 따라 앞의 세 가지 정렬들은 요추를 압박할 수 있기 때문에 옳지 않은 정렬이라고 여기기도 한다. 하지만 발 간격을 넓히고 무릎과 발의 방향을 바깥쪽으로 향하게 하는 것은 엉덩관절의 바깥쪽과 뒤쪽에 있는 둔근을 더 잘 사용할 수 있게 해준다. 둔근을 사용하는 것은 골반을 중립 혹은 후방경사 상태로 위치하게 하며, 대·중·소둔근은 모두 허리 쪽에는 부착되어 있지 않다. 따라서 발 간격을 넓히고 무릎과 발의 방향을 바깥쪽을 향하게 하는 정렬은 해부학적으로 요추에 아무런 압박을 가하지 않는다. 하지만 이렇게 했을 때 요추 부위가 찝히는 것처럼 느껴질 수는 있다. 그 이유는 둔근이 아래 허리 부위의 결합조직으로 이루어진 두꺼운 밴드인 흉요근막(43쪽 참고)에 엮여 있고, 흉요근막의 긴장도가 둔근과 광배근의 활성화로 증가하기 때문이다. 따라서 후굴을 할 때에 둔근을 활성화하면 흉요근막의 긴장도와 함께 아래 허리의 긴장도가 올라갈 수 있지만, 요추에 직접적인 압박을 가하지는 않는다.

2) 우르드바다누라아사나와 같이 팔이 머리 위로 올라가는 후굴에서 어깨와 가슴을 잘 여는 방법

우르드바다누라아사나에서와 같이 팔이 머리 위로 올라가는 후굴에서는 어깨와 가슴의 전면부뿐만 아니라, 견갑골 사이의 윗 등 부분을 스트레칭해야 한다. 팔이 머리 위로 올라가기 위해서는 견갑골의 아래 부분이 서로 멀어지는 견갑골의 상방회전이 필수적으로 필요하기 때문이다. 고양이 자세[1], 고무카아사나(소 머리 자세), 가루다아사나(독수리 자세)[2]와 같이 윗 등의 가운데 부분을 넓히고 늘려주는 아사나들이 도움이 된다.

측굴, 특히 광배근을 늘릴 수 있는 측굴 동작이 후굴 준비에 도움이 된다. 파리브리타자누시르사아사나(회전하는 머리 무릎 닿기 자세)[3]는 팔과 어깨의 바깥쪽으로 광배근을 늘려준다. 광배근

은 어깨와 팔을 아래로 끌어내리는 기능을 하기 때문에, 광배근이 타이트하면 팔이 머리 위로 올라가는 후굴에서 어깨의 움직임을 제한하게 된다. 따라서 팔이 머리 위로 올라가는 후굴 동작 전에 시퀀스 초기에 측굴 동작을 추가하는 것이 도움이 된다. 또, 자신의 후굴에 있어서 상대적으로 더 타이트한 부위를 풀어주는 것에 시간과 공을 많이 들이는 것이 필요하다. 그러기 위해서는 평소 수련 중에 자신의 후굴에서 어떤 부분이 타이트하고 힘이 부족한지 관찰해야 한다. 마지막으로 손과 발의 연결이 필요한 자세인 에카파다라자카포타아사나(반비둘기 자세)[1], 나타라자아사나(선활 자세)[2], 카포타아사나(비둘기 자세)[3], 다누라아사나(활 자세)[4] 등을 한 번에 깊게 하기보다는 스트랩 등을 사용해서 호흡이 편안한 정도로 여러 번 반복하는 것이 도움이 된다.

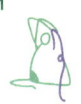

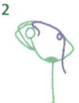

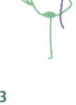

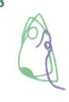

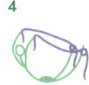

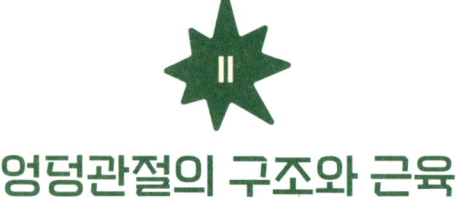

엉덩관절의 구조와 근육

엉덩관절은 대퇴골의 머리 부분과 골반의 큰 함몰 부위인 비구(Acetabulum, 라틴어로 '식초 그릇'이라는 뜻)가 만나서 공과 소켓 구조를 이룬다. 소켓에 해당하는 비구는 깊이가 깊고 연골, 관절낭, 인대, 힘줄, 근육의 여러 층으로 덮여서 엉덩관절의 안정성을 보강해준다. 이러한 구조는 엉덩관절이 체중 부하와 외부로부터의 충격을 견딜 수 있게 한다. 엉덩관절의 균형 있는 움직임은 상체와 하체를 통합하고 척추의 움직임이 더욱 부드러워질 수 있도록 도와준다.

1. 엉덩관절의 구조

엉덩관절은 대퇴골 머리가 컵 모양의 비구에 잘 맞아 들어가며 안정성을 유지하고, 엉덩관절의 관절낭을 둘러싸는 강한 인대들과 근육들이 이 안정성을 보강한다. 엉덩관절의 관절낭은 신전시 팽팽하게 당겨지고, 굴곡시 상대적으로 이완된다. 관절낭의 앞쪽은 장골대퇴인대(Iliofemoral ligament)와 치골대퇴인대(Pubofemoral ligament), 뒤쪽은 좌골대퇴인대(Ischiofemoral ligament)에 의해 덮여 강화되어 있다. 관절낭 앞쪽에 있는 장골대퇴인대는 신체에서 가장 강한 인대로 엉덩관절의 과신전을 제한한다. 치골대퇴인대는 엉덩관절의 과도한 외전과 신전을 제한한다. 관절낭 뒤쪽에 있는 치골대퇴인대는 과도한 신전을 제한한다.

초심자기 엉덩관절의 신전이 필요한 후굴 자세나 엉덩관절의 외전이 필요한 다리를 양 옆으로 벌리는 자세를 어려워하는 이유는 바로 이 강한 인대들이 엉덩관절을 보호하기 위해 과도

엉덩관절의 공과 소켓 구조

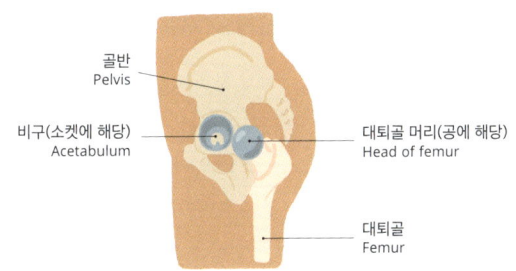

엉덩관절의 구조

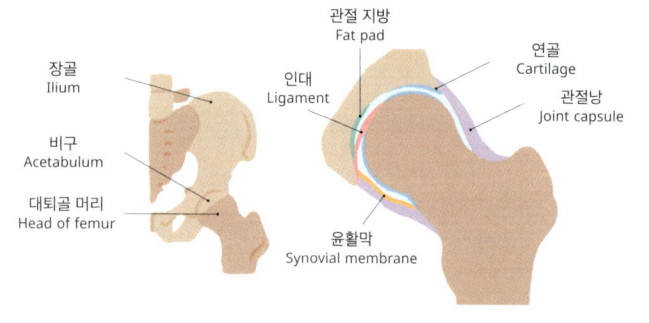

엉덩관절 주위의 인대

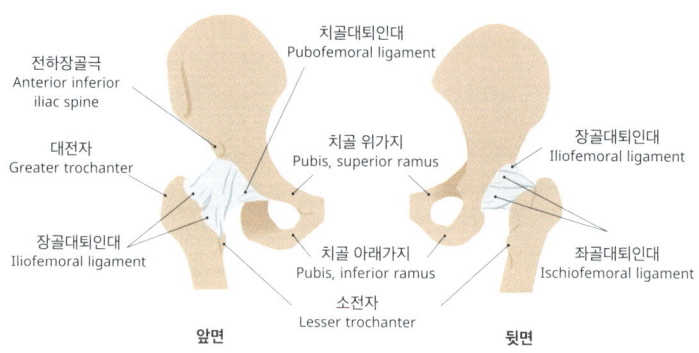

한 움직임을 제한하고 있기 때문이다.

    엉덩관절을 이루는 대퇴골과 비구는 유전적으로 형태 변형이 많이 나타나는 부위이며, 뼈의 모양에 따라 가동성이 다양하다. 개개인의 고유한 엉덩관절의 형태는 X-ray를 사용해야 가장 정확하게 확인할 수 있다. 하지만 다양한 움직임을 통해 자신의 엉덩관절이 어떻게 가동하는지 간접적으로 느껴볼 수 있기 때문에 스스로 관절의 움직임을 탐구하는 것이 좋다.

2. 엉덩관절의 근육

엉덩관절의 근육들은 기능에 따라 엉덩관절 굴곡근, 슬괵근, 내전근, 외회전근, 외전근의 다섯 가지 그룹으로 나누어볼 수 있다. 한 근육이 여러 기능을 하는 경우가 있어서 항상 일대일로 분류되는 것은 아니다. 예를 들어, 내전근 그룹 중 대내전근 후부를 제외한 단내전근, 장내전근, 치골근, 대내전근 전부는 내전과 굴곡 기능 둘 다 하기 때문에 엉덩관절의 내전근이자 굴곡근이 된다.

엉덩관절 굴곡근은 대퇴사두근, 장요근, 장골근으로 구성되며, 앞서 언급했듯 내전근 그룹 중 단내전근, 장내전근, 치골근, 대내전근의 전부가 여기에 포함된다. 이 근육들은 골반의 앞쪽에서 허벅지의 앞쪽으로 연결되며 골반과 허벅지가 서로 가까워지는 방향으로 굴곡시킨다. 슬괵근은 골반의 뒤쪽에서 허벅지의 뒤쪽으로 연결되며 엉덩관절을 신전시키고 무릎관절을 굴곡시킨다. 내전근에는 단내전근, 장내전근, 대내전근, 치골근이 있으며, 치골에서부터 다리 안쪽을 연결하며 다리가 몸의 중심선에 가까워지도록 모은다. 외회전근은 대둔근 밑에서 골반과 대퇴골을 가로로 연결하며 대퇴골을 외측으로 회전시킨다. 외전근에는 둔근, 대퇴근막장근, 봉공근이 있으며, 골반 바깥쪽에서 대퇴골 바깥쪽으로 연결되며 대퇴골을 중심선에서 멀어지는 방향으로 외전시킨다.

대퇴사두근(넙다리네갈래근, Quadricpes) 대퇴사두근은 허벅지 앞쪽에 위치하며, 이름과 같이 네 개의 근육 ― 대퇴직근, 내측광근, 중간광근, 외측광근 ― 으로 이루어져 있다. 대퇴사두근의 네 근육은 슬개골(Patella) 바로 밑에 위치한 경골조면이라는 원위부(몸의 중심부에서 먼) 부착부를 공유한다. 경골조면은 경골(정강이뼈) 위에 존재하는 거친 부위를 말한다. 앞 무릎을 만져보면 동그란 뼈(슬개골)가 만져지는데, 이 동그란 뼈의 맨 아래 끝에서 약 3cm 정도 내려오면 무릎 아래쪽 한가운데 뼈가 약간 튀어나온 것처럼 만져지는 부위가 바로 경골조면이다. 이 경골조면에는 슬개건이라는 무릎뼈 힘줄이 매달려 있다. 무릎을 반복적으로 사용하다 보면 이 힘줄이 자꾸 잡아 당겨지고, 그러다 보면 이 힘줄이 붙어 있는 경골조면 부위에 염증이 생겨 슬개건염으로 이어질 수 있다.

의자에 앉은 자세에서 한쪽 허벅지 위에 손을 얹고 다리를 앞으로 펴면 허벅지 앞쪽 근육에 힘이 들어가면서 단단해지는 느낌을 받는다. 이 부위가 바로 대퇴직근이 있는 부위이다. 이와 같이 대퇴직근을 포함한 대퇴사두근은 무릎을 신전하는 기능을 한다. 요가 자세 중 엉덩관절이 굴곡된 상태에서 무릎관절을 신

대퇴사두근

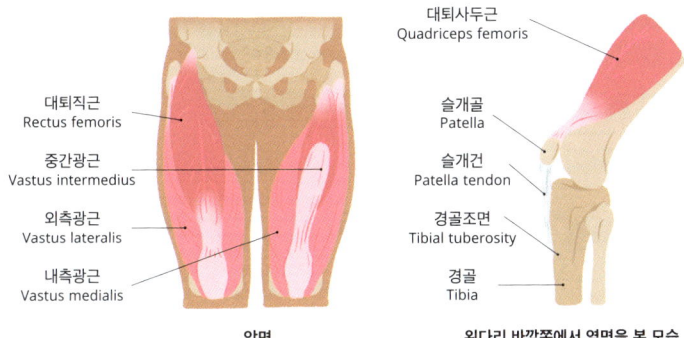

앞면 / 왼다리 바깥쪽에서 옆면을 본 모습

근육: 대퇴사두근 (넙다리네갈래근)	부착부		기능
대퇴직근(넙다리곧은근)	전하장골극	슬개골, 경골조면	무릎관절 신전, 엉덩관절 굴곡 보조
내측광근(안쪽넓은근)	대퇴골 전체 길이의 후내측면을 따라서 부착		무릎관절 신전, 슬개골 안정
중간광근(중간넓은근)	대퇴골 선면 및 외측면		무릎관절 신전, 무릎관절 굴곡을 소정
외측광근(가쪽넓은근)	대퇴골 위쪽 3/4 후면의 외측에 근육을 덮고 있는 근막		무릎관절 신전, 슬개골 안정

전해야 하는 나바아사나(보트 자세)나 웃티타하스타파당구쉬타아사나(선 다리 들기 자세)에서 대퇴사두근에 해당하는 허벅지 앞쪽으로 힘이 들어가는 것을 잘 느낄 수 있다.

대퇴사두근 중 대퇴직근은 대퇴골(허벅지뼈)이 아닌 전하장골극(Anterior inferior iliac spine)이라고 불리는 골반 앞의 작은 융기에 부착되어 있다. 그래서 대퇴골에 부착하는 다른 세 개의 근육들과는 달리 무릎관절 뿐만 아니라 엉덩관절을 가로지르며, 엉덩관절 굴곡을 보조한다. 이렇게 두 관절(엉덩관절과 무릎관절)을 지나는 근육에서는 한 관절의 위치가 근육을 통해서 긴장도에 영향을 미치고, 이는 다른 관절의 운동 능력에 영향을 준다. 이는 대퇴직근의 운동 방향과 반대되는 방향으로 무릎관절 굴곡과 엉덩관절 신전이 동시에 일어나야 하는 숩타비라아사나(누운 영웅 자세)와 같은 자세를 할 때 쉽게 느낄 수 있다. 숩타비라아사나를 하기 위해서는 무릎이 완전히 굴곡된 상태에서 엉덩관절이 신전되어 엉덩이가 매트에 닿아야 하는데, 대퇴사두근이 타이트하면 무릎관절의 굴곡만으로도 이미 대퇴사두근이 팽팽히 당겨져 엉덩관절의 신전이 충분히 일어나지 못하고 엉덩이가 뜨게 된다.

슬괵근(넙다리뒤근, Hamstrings) 슬괵근은 허벅지 뒤쪽에 위치하며, 반건양근, 반막양근, 대퇴이두근 장·단두로 이루어져 있다. 슬괵근 근육들의 근위부는 좌골결절(Ischial tuberosity)에 부착되어 있고, 원위부는 세 근육들 중 두 근육(반막양근, 반건양근)은 무릎관절의 안쪽에, 나머지 한 근육인 대퇴이두근은 무릎관절의 바깥쪽인 비골(Fibula)에 부착되어 있다. 슬괵근도 대퇴사두근과 마찬가지로 엉덩관절과 무릎관절이라는 두 관절을 지나는 근육에 해당한다.

    슬괵근의 주요 기능은 엉덩관절의 신전과 무릎관절의 굴곡

슬괵근

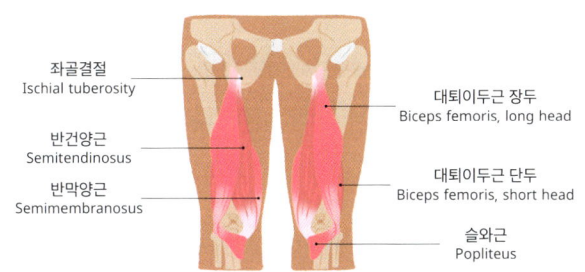

근육: 슬괵근(넙다리뒤근)	부착부		기능
반건양근(반힘줄모양근)	좌골결절 후면	경골내과 후내측	엉덩관절 신전, 무릎관절 굴곡
반막양근(반막모양근)			
대퇴이두근 장두 (넙다리두갈래근 긴갈래)		비골두 측면	엉덩관절 신전, 무릎관절 굴곡
대퇴이두근 단두 (넙다리두갈래근 짧은갈래)	대퇴골 조선의 외측	비골두 후외측	무릎관절 굴곡

이다. 이는 일상생활에서 달리기나 점프와 같은 동작에서 강하게 활성화된다. 요가 자세 중 무릎을 굽힌 상태에서 다리를 몸 뒤쪽으로 뻗어 엉덩관절을 신전해야 하는 다누라아사나(활 자세)나 나타라자아사나(선활 자세)에서 슬괵근 부위에 해당하는 허벅지 뒤쪽으로 힘이 들어가는 것으로 느낄 수 있다.

슬괵근이 과하게 긴장된 경우, 슬괵근의 운동 방향과는 반대로 엉덩관절의 굴곡과 무릎관절의 신전이 동시에 일어나야 하는 웃타나아사나(선 전굴 자세)[1], 파스치모타나아사나(앉은 전굴 자세)[1], 아도무카스바나아사나(다운독)과 같은 전굴 자세에서 무릎을 펴기 어려울 수 있다. 또한 엉덩관절이 굴곡되지 못하고 이를 보상하기 위해 허리가 말리는 모습이 쉽게 관찰된다. 이런 경우에는 충분히 무릎을 굽혀 슬곡근의 긴장도를 낮춘 상태에서 허리가 말리지 않고 잘 펴진 상태에서 엉덩관절을 굴곡할 수 있도록 해야 한다.

내전근(모음근, Adductors) 내전근은 허벅지 안쪽에 위치하며 장내전근, 단내전근, 대내전근으로 이루어져 있다. 내전근은 위로는 치골(Pubis)에 부착하고, 아래로는 대퇴골 후면을 따라 내려가

내전근 그룹

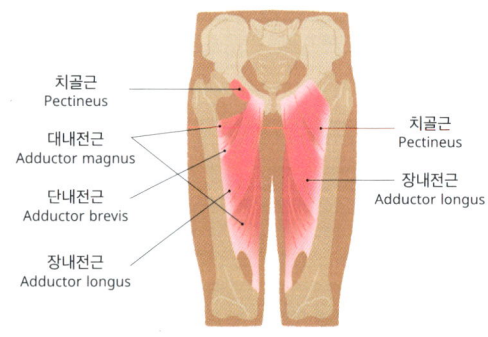

근육: 내전근(모음근)	부착부		기능
장내전근(긴모음근)	치골	대퇴골조선	엉덩관절 내전, 굴곡 (내회전 보조)
단내전근(짧은모음근)			
대내전근(큰모음근)			엉덩관절 내전(전부-굴곡, 후부-신전 보조)

는 능선(대퇴골조선)에 부착한다. 대퇴골조선의 '조'는 '거칠 조'로, 해부학 용어로 쓰일 때는 뼈 위의 거친 선을 이르는 말이다. 보통 뼈 위의 거친 선은 연부 조직이 뼈에 부착된 부위이다. 정리하자면, 대퇴골조선은 대퇴골 위에 있는 거친 선 부위로 내전근들이 부착되어 있는 부위이다.

내전근의 주요 기능은 이름에서 드러나듯 내전이다. 앞서 언급했듯이 대내전근 후부를 제외한 단내전근, 장내전근, 내전근 전부는 굴곡근이기도 하다. 대내전근 후부는 부착부 위치상 예외적으로 다른 내전근들과는 달리 굴곡이 아닌 신전을 보조한다. 이 책에서 내전근의 주요 기능을 굴곡, 내전, 내회전이라고 설명할 때는 이러한 예외가 있다는 것을 염두하고 정리한 표를 보아야 헷갈리지 않는다. 또한 내전근은 골반 구조의 일부를 구성하는 치골에 부착되어 있다. 그렇기 때문에 치골을 통해 골반을 전방경사 하는 방향으로 움직인다.

골반의 구조

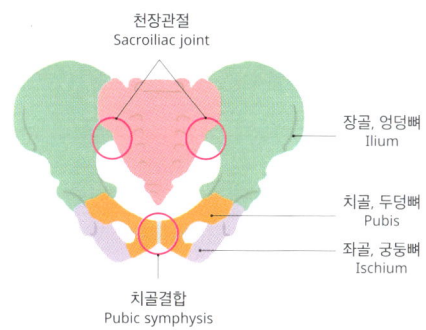

사마코나아사나 자세에서의 내전근 그룹

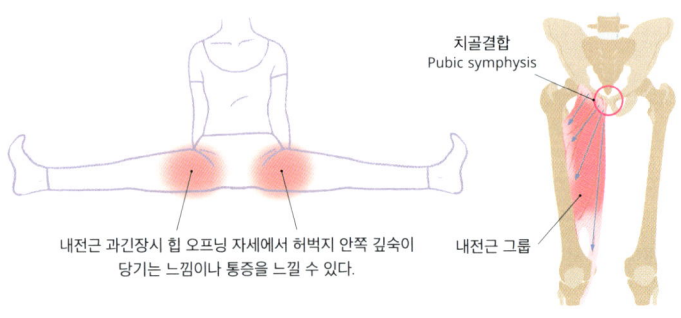

내전근

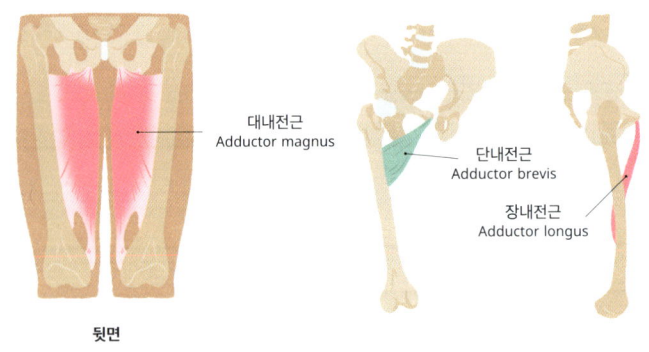

　　내전근은 주로 승마나 스키 등 다리가 벌어지지 않도록 모으는 방향으로 힘을 주어야 하는 운동을 할 때에 활성화된다. 요가 자세 중 양 다리를 가운데로 모아서 꼬는 가루다아사나(독수리 자세)와 양 다리가 벌이지지 않도록 유지해야 하는 나바아사나(보트 자세)나 살라바아사나(메뚜기 자세)에서 내전근에 해당하는

치골

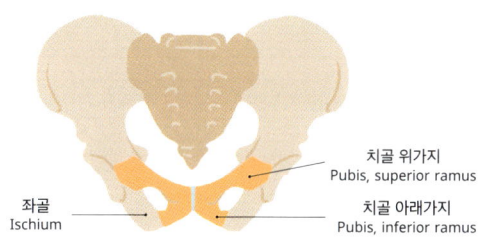

좌골
Ischium

치골 위가지
Pubis, superior ramus

치골 아래가지
Pubis, inferior ramus

허벅지 안쪽으로 힘이 들어가는 것을 느낄 수 있다.

　내전근이 과하게 긴장된 경우, 내전근의 운동 방향과 반대로 엉덩관절의 외전과 외회전이 필요한 사마코나아사나(사이드 스플릿)나 우파비스타코나아사나(박쥐 자세)와 같은 힙 오프닝 자세에서 허벅지 안쪽 깊숙이 팽팽하고 당겨지는 느낌을 받으며 외전 및 외회전 각도의 제한이 생긴다.

둔근(볼기근, Gluteus) 둔근은 엉덩관절의 뒤와 바깥쪽에 위치하며, 엉덩관절의 앞과 안쪽에 위치한 내전근과는 반대 방향으로 작용한다. 둔근의 모든 근육은 해부학적 자세인 타다아사나(산 자세)[1]에서 엉덩관절의 외전을 담당하고, 우리가 걷거나 서 있을 때 골반을 안정적으로 유지한다.

대둔근(큰볼기근, Gluteus maximus) 대둔근은 엉덩이 후면을 넓게 덮고 있는 큰 근육으로, 격렬한 활동을 할 때 엉덩관절을 강하게 신전하고, 외회전을 보조한다. 따라서 걷기와 같은 약한 강도의 활

둔근

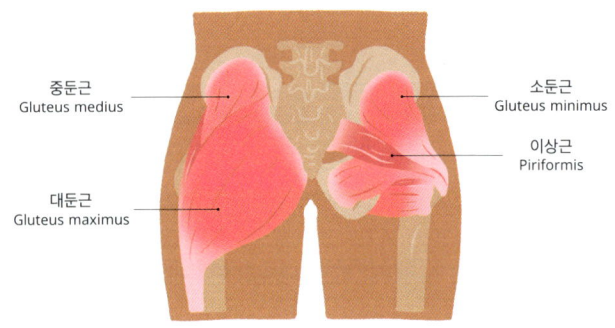

근육: 둔근(볼기근)	부착부		기능
대둔근 (큰볼기근)	장골의 후연, 장골능 후부, 천골의 후외측면, 미골의 외측, 척주기립근의 건막	대퇴골, 장경인대	격렬한 활동시 대퇴 신전 외회전 보조
중둔근 (중간볼기근)	장골능 앞쪽 3/4	대퇴골 대전자	① 대퇴 외전 ② 보행 입각기(보행주기 중 발이 땅에 닿아 있는 기간)에 골반 안정화 ③ (전부섬유) 내회전 보조 ④ (후부섬유) 외회전 보조
소둔근 (작은볼기근)	장골의 외측면	대퇴골 대전자 앞면의 가장 윗부분	

동보다는 주로 달리기, 점프, 계단 오르기와 같은 활동에서 강하게 활성화된다. 요가 자세 중 세투반다아사나(다리 자세)나 우르드바다누라아사나(위를 향한 활 자세)에서 한 다리를 지면에서 떼서 들어올릴 때, 지지하고 있는 다리의 대둔근은 체중 부하를 견디기 위해 강하게 수축한다.

중둔근(중간볼기근, Gluteus medius)과 소둔근(작은볼기근, Gluteus minimus) 중둔근과 소둔근은 엉덩관절의 외측을 넓게 덮는 근육이다. 근섬유(근육을 구성하는 단위)의 일부는 골반의 앞쪽에 부착되어 있고 다른 근섬유들은 멀리 뒤쪽까지 부착되어 있다. 중둔근과 소둔근이 엉덩관절의 외측에 부착하기 때문에 둘 다 넓적다리인 대퇴를 외전하는 기능을 주로 한다. 골반의 앞쪽에 부착된 근섬유는 대퇴골 대전자(Greater trochanter) 앞쪽에 위치해서 엉덩관절의 굴곡과 내회전을 보조한다. 골반의 뒤쪽에 있는 근섬유는 대퇴골 대전자의 뒤쪽에 부착해서 엉덩관절의 신전과 외회전을 보조한다.

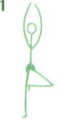

보행 시 우리는 골반과 몸통을 고정하며 다리를 움직여야 한다. 한쪽 발을 앞으로 내딛는 동안 몸의 중심이 뒤쪽 다리로 쏠리면서, 앞으로 내딛은 다리가 몸 중심 쪽으로 당겨지는 내전이 유발된다. 이때 앞으로 내딛은 다리의 둔근이 수축하여 엉덩관절의 외전을 통해 엉덩관절을 안정화한다. 같은 원리로 브릭샤아사나(나무 자세)[1]와 같이 한 발로 선 자세에서 골반의 위치를 균형 있게 유지해주는 안전장치로도 작용한다. 과도한 걷기나 달리기는 둔근의 과사용을 유발할 수 있고, 이렇게 긴장된 둔근은 엉덩관절에서의 회전 움직임을 제한할 수 있다.

6개의 짧은 외회전근들 중 이상근 이상근을 제외한 나머지 5개의 외회전근들은 이상근과 마찬가지로 골반 뼈의 여러 부분에서 시

6개의 엉덩관절 외회전근

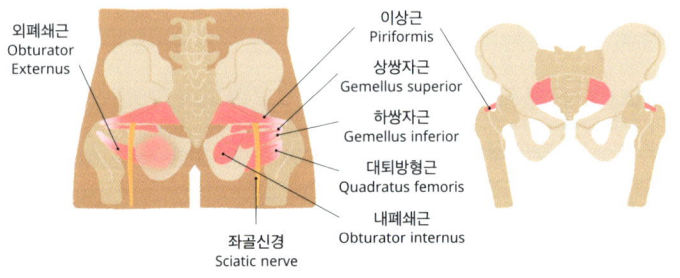

근육	부착부	기능
이상근(궁둥구멍근)	천골의 앞쪽면　　대퇴골 대전자 뒤쪽 윗면	엉덩관절 외회전, 외전

작해서 대퇴골 대전자의 뒤쪽에 부착한다. 여기에서는 5개의 외회전근이 기본적으로 이상근과 부착부의 주행 방향, 기능이 유사하기 때문에 생략하였다. 이상근은 엉덩관절 뿐만 아니라 천장관절을 가로지르는 근육이면서 좌골신경이 나오는 길목 위에 놓여 있어서, 천장관절 및 좌골신경과 관련하여 자주 문제를 일으키기 때문에 사람들에게 가장 잘 알려져 있다.

　이상근이 천골 앞쪽 면에서부터 대퇴골의 대전자 상단에 부착되어 있기 때문에, 이상근은 천골을 앞으로 당기거나 앞쪽으로 고정하는 역할을 한다. 따라서 이상근은 천장관절, 즉 천골과 장골이 이루는 관절의 안정화 근육이다. 천장관절에 통증이 있거나 어긋난 느낌이 있다면, 이상근의 상태를 확인하는 것이 필요하다.

이상근이 타이트해지면 좌골신경을 압박하며 통증이 생길 수 있다. 이것이 좌골신경통 혹은 이상근증후군의 일부 원인이 된다. 보통 이상근이 과하게 긴장된 경우에 손이나 공 등을 이용하여 이 부위를 압박하여 풀어주면 효과가 있는 경우가 많다.

이상근은 엉덩관절의 자세에 따라 주행 방향이 달라지고 다른 기능을 수행한다. 즉, 서 있는 자세처럼 엉덩관절이 신전된 상태에서는 대퇴골을 외회전하고, 앉아 있는 자세와 같이 엉덩관절이 굴곡된 상태에서는 대퇴골을 내회전한다. 따라서 엉덩관절이 굴곡되어 있는 앉은 자세에서는 이상근의 주행 방향이 바뀌어 스트레칭을 위해서는 외회전이 필요하게 된다. 엉덩관절이 신전되어 있는 상태에서는 엉덩관절을 외회전하고 외전한다. 따라서 엉덩관절의 내회전과 내전은 이상근을 포함한 외회전근들을 스트레칭한다.

하지만 엉덩관절이 굴곡되어 있는 자세(예를 들어, 앉은 자세)

이상근 촉진 마사지와 이상근 스트레칭

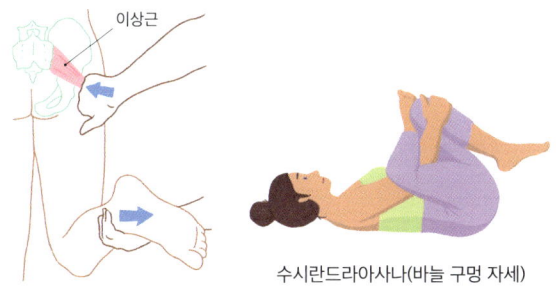

수시란드라아사나(바늘 구멍 자세)

에서는 이러한 근육들의 방향이 바뀌어 엉덩관절 외회전근들을 스트레칭하기 위해서는 외회전이 필요하게 된다. 요가 자세 중 수시란드라아사나(바늘 구멍 자세), 아그니스탐바아사나(장작 자세), 그리고 엎드린 에카파다라자카포타아사나(잠자는 반비둘기 자세)가 엉덩관절이 굴곡된 상태에서 이상근을 스트레칭하는 대표적인 자세들이다.

장요근(엉덩허리근, Iliopsoas) 장요근은 신체에서 가장 중요한 자세를 만드는 근육이며 신체의 전반적인 움직임에 관여한다. 장요근은 골반을 가로질러 몸의 상반신을 하반신에 연결하면서 요추관절, 천장관절, 엉덩관절을 지난다. 이러한 여러 관절을 지나는 연결성 때문에 장요근은 우리 몸의 직립 및 균형과 밀접한 연관이 있다.

대요근(큰허리근, Psoas major)의 근위부는 여러 갈래 모양으로 흉추 12번~요추 5번(T12~L5)의 추체 외측에서 시작해서, 요천추관절, 천장관절, 엉덩관절을 지나 원위부 부착부인 대퇴골의 소전자에 부착한다. 장골근(엉덩근, Iliacus)의 근위부는 골반강의 안쪽인 장골의 장골와에 넓고 납작하게 부착하고, 대요근의 근섬유들과 원위부에서 합쳐져 대요근과 같이 대퇴골의 소전자에 부착한다.

대요근과 장골근은 대퇴골의 소전자라는 같은 부착부를 공유하기 때문에 엉덩관절에서 대퇴골을 굴곡하며, 대퇴골의 외전

장요근

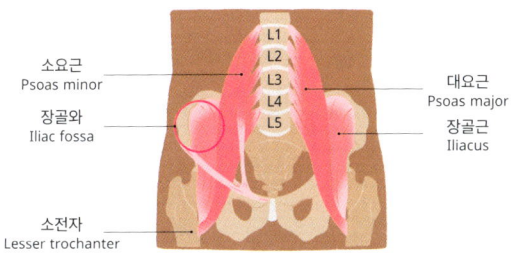

근육: 장요근 (엉덩허리근)	부착부		기능
대요근(큰허리근)	흉추12번~요추5번 (T12~L5)의 추체 측면	대퇴골 소전자	① 엉덩관절에서 대퇴골 굴곡
장골근(엉덩근)	장골와 내측 상부 2/3	대요근의 건과 합쳐져서 대퇴골 소전자에 부착	② 엉덩관절의 외전, 외회전 보조

과 외회전을 보조한다. 장요근은 엉덩관절 외에도 우리 몸의 중심 부위에 해당하는 요추, 요천추관절, 천장관절을 지나기 때문에 요추의 전·후만, 골반의 전·후방경사, 골반의 좌·우 균형에 영향을 주며 기능적인 코어 역할을 한다. 장요근이 타이트해지면 척추와 골반을 앞쪽과 아래쪽으로 당겨 과도한 요추 전만과 골반의 전방경사를 일으켜 요통을 유발할 수 있고, 장요근이 너무 느슨하면 요추와 골반에 적절한 안정성을 제공해주지 못한다.

장요근은 요가 자세 중 숩타파당구쉬타아사나(누워서 엄지발가락 잡기 자세)[1], 우티타파당구쉬타아사나(선 다리 들기 자세), 나바아사나(보트 자세)와 같은 자세를 할 때 강하게 활성화된다. 반대로 장요근을 스트레칭하기 위해서는 엉덩관절이 신전되는 로우 런지, 하이 런지와 같은 런지 계열의 자세와 우스트라아사나(낙타 자세)나 세투반다아사나(다리 자세)와 같은 후굴 자세를 활용할 수 있다.

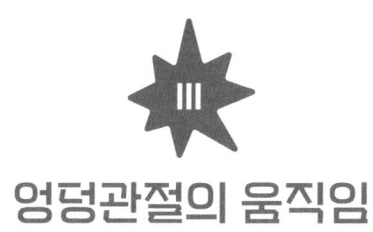

엉덩관절의 움직임

엉덩관절의 움직임은 크게 대퇴골의 움직임과 골반의 움직임으로 나누어 살펴볼 수 있다. 대퇴골의 움직임에는 여섯 가지 움직임이 있고, 골반의 움직임에는 두 가지 움직임이 있다.

1. 대퇴골의 움직임

엉덩관절에서 대퇴골의 움직임은 비구에 대한 대퇴골의 움직임을 일컫는다. 예를 들어, '대퇴골 내회전'은 비구에서 대퇴골이 안쪽으로 회전한다는 뜻이다. 대퇴골은 내전/외전, 굴곡/신전, 내회전/외회전의 여섯 가지 움직임이 있다.

　　엉덩관절에서 외전은 다리가 중심선에서 멀어지는 움직임

으로, 비라바드라아사나2(전사 자세2)에서와 같이 다리를 몸의 중심에서 멀어지도록 벌릴 때 대퇴골의 외전이 일어난다. 내전은 다리가 중심선에 가까워지는 움직임으로, 가루다아사나(독수리 자세)에서 양 다리를 몸의 중심에 가깝게 모을 때 대퇴골의 내전이 일어난다.

    엉덩관절에서 굴곡은 다리가 앞쪽과 위쪽으로 들어 올려지는 움직임으로, 선 자세인 웃티타하스타파당구쉬타아사나A(선 다리 들기 자세A)[1]에서 앞으로 들어 올려진 다리 쪽에서 대퇴골의 굴곡이 일어난다. 신전은 다리가 뒤쪽과 위쪽으로 뻗어지는 움직임으로, 나타라자아사나(선활 자세)에서 뒤로 들어 올려진 다리 쪽에서 대퇴골의 신전이 일어난다.

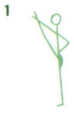

1

엉덩관절의 움직임

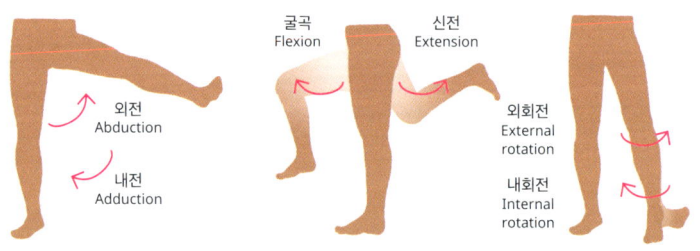

대퇴골의 움직임 기준	외전(Abduction): 바깥쪽으로 벌림	내전(Adduction): 안쪽으로 모음
	굴곡(Flexion): 앞으로 굽힘	신전(Extension): 뒤로 펴짐
	외회전(External rotation): 바깥으로 돌림	내회전(Internal rotation): 안쪽으로 돌림

골반의 위치와 운동

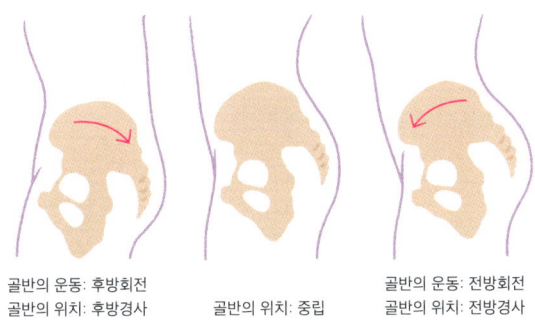

골반의 운동: 후방회전   골반의 위치: 중립   골반의 운동: 전방회전
골반의 위치: 후방경사   골반의 위치: 전방경사

엉덩관절에서 내회전은 다리가 안쪽으로 회전하는 움직임으로, 숩타비라아사나(누운 영웅 자세)에서 양 대퇴골의 내회전이 일어난다. 외회전은 다리가 바깥쪽으로 회전하는 움직임으로, 웃카타코나아사나(여신 자세)에서 양 대퇴골의 외회전이 일어난다.

2. 골반의 전방회전과 후방회전

골반은 장골, 천골, 치골로 구성되어 있으며, 이 3개의 뼈는 하나의 단위로 함께 움직인다. 골반은 전방 및 후방으로 회전할 수 있다. 전방으로 회전되어 골반이 앞으로 기울어진 상태를 전방경사라고 하고, 후방으로 회전되어 골반이 뒤로 기울어진 상태를 후방경사라고 한다. 골반의 전후방경사를 판단하는 기준점은 전상장골극(Anterior superior iliac spine)으로 전상장골극이 앞쪽으로 기울어지면 전방경사, 뒤쪽으로 기울어지면 후방경사이다. 보다 이해하기 쉽게 골반을 물이 담겨 있는 둥근 물통이라고 생각하고 물이 앞으로 쏟아지듯이 기울어지면 전방경사, 뒤로 쏟아지듯이 기울어지면 후방경사라고 구별하기도 한다.

 골반의 전방 및 후방회전은 양 엉덩관절, 천골, 요추 그리고 복부 근육들의 움직임과 긴밀하게 연결되어 있다. 골반의 움직임이 몸의 중심에 영향을 미치기 때문에 요가 수련을 할 때 골반의 운동과 위치에 대해서 스스로 인식할 수 있는 것이 중요하다. 이는 소-고양이 자세에서 보다 쉽게 느껴볼 수 있는데, 소 자세에서 골반이 앞으로 기울어지고 고양이 자세에서 골반이 뒤로 기울어지게 된다.

 골반이 전방으로 기울어지면 슬괵근과 복부 근육들이 신장되고, 요추가 아치 모양으로 신전되며 대퇴사두근, 등 척추의 근육들이 단축된다. 골반이 후방으로 기울어지면 슬괵근과 복부 근육들이 단축되고, 요추가 굴곡되며, 등과 척추 근육, 대퇴사두근이 신장된다. 어느 방향이든 기울어진 상태가 만성적으로 유지된다면 부상이나 불안정한 움직임으로 이어질 수 있다. 요가에서 추구하는 이상적인 골반은 모양이 전방경사나 후방경사 상태로 고정된 것이 아니라, 수련 중 다양한 움직임과 자세를 통해 골반을 전방과 후방 및 중립 상태로 자유롭게 움직일 수 있으면서도 안정성과 다른 근육들과의 연결성을 유지하는 것이다.

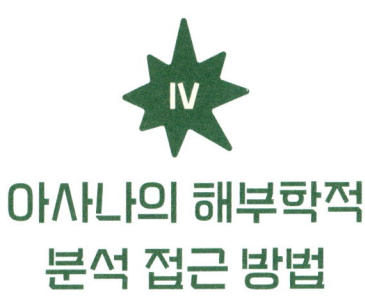

아사나의 해부학적 분석 접근 방법

예시와 같은 아사나를 하기 위해 엉덩관절에서 일어나야 하는 움직임을 설명하고, 그러한 움직임을 제한하거나 방해할 수 있는 엉덩관절의 근육을 생각해보자.

예시

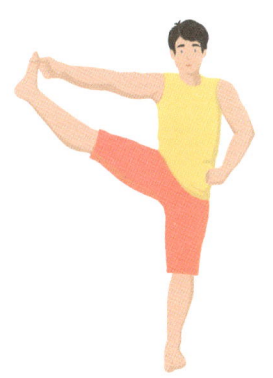

웃티타하스타파당구쉬타아사나B(선 다리 들기 자세B)

① **필요한 엉덩관절에서의 움직임**

웃티타하스타파당구쉬타아사나B(선 다리 들기 자세B)에서 우측 다리를 옆으로 들어 올리기 위해서는 우측 엉덩관절에서 외전과 외회전, 우측 무릎관절의 신전이 일어나야 한다. 균형을 잡고 있는 서 있는 좌측 다리에서는 엉덩관절의 안정화와 좌측 무릎관절의 신전이 일어나야 한다.

② **수축(강화)이 필요한 근육(필요한 움직임을 만들어주는 근육)**

- 오른쪽 다리: 중/소둔근(외전), 외회전근(외회전), 대퇴사두근(엉덩관절 굴곡+무릎관절 신전)
- 왼쪽 다리: 중/소둔근(엉덩관절 안정화), 대퇴사두근(무릎관절 신전)

③ **신장(스트레칭)이 필요한 근육(움직임을 방해할 수 있는 근육)**

- 오른쪽 다리: 내전근(엉덩관절 내전+내회전), 슬괵근(무릎관절 굴곡)
- 왼쪽 다리: 슬괵근(엉덩관절 굴곡+무릎관절 신전)

연습 1

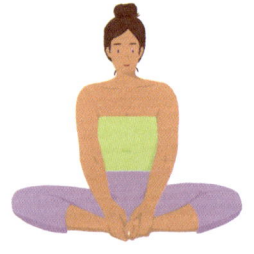

받다코나아사나(나비 자세)

① 필요한 엉덩관절에서의 움직임

받다코나아사나(나비 자세)에서 양 다리의 무릎을 굽힌 채로 벌려 땅에 가깝게 내리기 위해서는 엉덩관절의 외전과 외회전 그리고 무릎관절의 굴곡이 일어나야 한다.

② **수축(강화)이 필요한 근육**(필요한 움직임을 만들어주는 근육)

- 외회전근(엉덩관절 외회전), 둔근(엉덩관절 외전), 슬곡근 (무릎관절 굴곡)

③ **신장(스트레칭)이 필요한 근육**(움직임을 방해할 수 있는 근육)

- 엉덩관절 내전근(내전+내회전), 대퇴사두근(무릎관절 신전)

연습 2

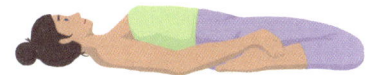

숩타비아라사나(누운 영웅 자세)

① 필요한 엉덩관절에서의 움직임

숩타비라아사나(누운 영웅 자세)에서 양 허벅지를 모은 상태로 무릎을 굽혀 누워서 양발 사이로 엉덩이가 닿을 수 있도록 하기 위해서는 엉덩관절의 내전, 내회전, 신전과 슬관절의 굴곡이 일어나야 한다.

② **수축(강화)가 필요한 근육**(필요한 움직임을 만들어주는 근육)

- 대둔군(엉덩관절 신전), 슬곡근(슬관절 굴곡)

③ **신장(스트레칭)이 필요한 근육**(움직임을 방해할 수 있는 근육)

- 대퇴사두근(2관절 근육, 엉덩관절 굴곡+슬관절 신전)
- 일부 내전근, 장요근(엉덩관절 굴곡)

연습 3

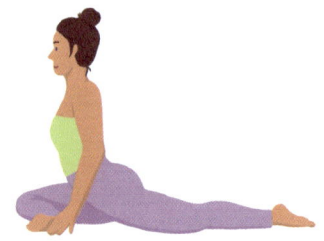

에카파다라자카포타아사나(반비둘기 자세)

① 필요한 엉덩관절에서의 움직임

에케파다라자카포타아사나(반비둘기 자세)에서 앞쪽 다리는 몸쪽을 향해 접고, 뒤쪽다리는 몸에서 멀어지도록 뻗어내기 위해서는 우측 엉덩관절이 굴곡된 상태에서의 외회전, 좌측 엉덩관절의 신전이 일어나야 한다.

② 수축(강화)이 필요한 근육(필요한 움직임을 만들어주는 근육)

- 골반저근, 좌측 내전근(몸이 우측으로 쏠리지 않도록 균형 유지)

③ 신장(스트레칭)이 필요한 근육(움직임을 방해할 수 있는 근육)

- 우측 이상근(엉덩관절 외회전근이나 에카파다라자카포타아사나에서와 같이 엉덩관절이 굴곡된 상태에서 외회전 되는 경우, 이상근을 포함한 심부외회전근의 방향이 바뀌어서 스트레칭이 된다. 119쪽 참고), 둔근 그룹 중 중둔근과 소둔근
- 좌측 대퇴사두근, 장요근(엉덩관절 굴곡)

요가와 엉덩관절 관련

요가에서 엉덩관절을 안전하게 사용할 수 있는 방법이 있을까요?

요가에서는 반복적인 과부하와 과신장으로 인한 부상이 가장 일어나기 쉽습니다. 과신장으로 인한 부상의 경우 해당 근육을 강화하는 것이 회복과 예방에 도움이 됩니다.

먼저, 어떤 동작을 할 때 엉덩관절의 어느 부위에서 불편함이나 통증이 있는지 살펴봐야 합니다. 예를 들어, 엉덩관절을 굴곡하는 발라아사나(아기 자세)[1]와 같은 전굴 자세를 할 때 엉덩관절의 앞부분이나 서혜부에서 느껴지는 통증은 주의해야 합니다. 관절에서 뼈와 뼈가 가까워질 때 발생하는 통증은 관절에서 뼈와 뼈가 멀어질 때 발생하는 통증에 비해서 예후가 안 좋을 수 있기 때문입니다. 예를 들어, 엎드린 에카파다라자카포타아사나(잠자는 반비둘기 자세)를 할 때에 앞쪽 다리의 엉덩관절 뒤와 바깥

[1]

쪽으로 스트레칭되는 불편함은 문제될 가능성이 낮지만, 앞쪽 다리의 엉덩관절에서 서혜부 또는 팬티의 앞쪽 라인으로 찝히는 느낌은 엉덩관절에서의 충돌증후군으로 이어질 수 있으므로 주의해야 합니다.

햄스트링이 타이트한 경우에는 어떻게 수련하면 좋을까요?

숩타파당구쉬타아사나 시리즈[1]를 매일 수련하는 것이 도움이 됩니다. 필요하면 스트랩이나 수건을 발의 아치에 걸어서 사용할 수 있으며, 근육이 충분히 스트레칭될 수 있도록 자세당 60초 이상 유지해주는 것이 좋습니다. 햄스트링을 스트레칭하기 전과 하는 중에 길항근인 엉덩관절 굴곡근(장요근과 대퇴사두근 일부)에도 긴장을 주어 활성화하는 것이 필요합니다. 우리 몸에는 갑작스럽고 과도한 스트레칭에 저항하는 반사 메커니즘이 있기 때문에, 유연성을 늘리기 위해서는 점진적으로 꾸준하게 수련해야 합니다.

햄스트링이 과신전된 경우에는 어떻게 해야 잘 회복할 수 있을까요?

빈야사 요가의 시퀀스는 몸의 뒷면은 스트레칭하고, 몸의 앞면은 수축시키는 동작들을 많이 포함하는 경향이 있습니다. 즉, 빈야사 요가에서는 햄스트링을 수축시키고 강화하는 것에 비해 훨씬 많이 그리고 자주 햄스트링을 스트레칭하게 됩니다. 따라서 햄스트링의 과신전 혹은 손상 유무와 관계없이, 햄스트링을 강화할 수 있는 동작을 시퀀스에 포함하는 것이 필요합니다. 살라바아사나(메뚜기 자세)에서 무릎을 굽히면서 다리를 들어 올리는 자세[1]와 나타라자아사나(선활 자세)에서 손을 쓰지 않고 다리를 위로 들어 올리는 자세[2]는 요가에서 자연스럽게 몸의 뒷면인 둔근과 햄스트링을 같이 강화시켜주는 대표적인 자세입니다.

충분한 워밍업 운동을 끝내고 하누만아사나(원숭이 자세)[3]에서 전굴을 시도했을 때 툭하고 뭔가 끊어지는 소리가 났는데 통증은 없었습니다. 그런데 다음 날 햄스트링 파열인 것을 발견했습니다. 과도한 움직임 없이도 근육 파열이 일어나기도 하나요?

햄스트링은 매우 강하고 큰 근육이기 때문에 한 번의 심한 스트레칭으로 파열이 오는 경우는 많지 않습니다. 보통 수동적인 스트레칭이 반복적으로 행해질 때, 햄스트링이 좌골로 연결되는 부위에서 부분적인 파열이 일어나는 경우가 많습니다.

요가 수련자들에게 햄스트링 부상이 자주 일어나는 이유는 크게 두 가지로 생각해볼 수 있습니다. 첫 번째로, 일반적인 빈야사 요가 시퀀스에는 햄스트링을 강화하는 자세보다 길게 늘어나도록 하는 아사나의 비율이 월등하게 높습니다. 햄스트링을 수동적인 방법으로 과하게 반복적으로 스트레칭하면 햄스트링 파열의 원인이 됩니다. 일반적인 수리야나마스카라(태양경배 자세)만 살펴보더라도 전굴 자세의 비율이 높아 햄스트링이 스트레칭되기만 할 뿐, 햄스트링에 능동적으로 힘을 주며 강화할 수 있는 자세가 포함되어 있지 않습니다.

 두 번째는 햄스트링을 스트레칭할 때 중력의 힘을 빌려 수동적으로 완전히 이완하는 경우입니다. 햄스트링과 관련된 관절과 근육들을 보호하기 위해서는 관련된 근육들을 완전히 활성화하고 능동적으로 개입시키면서 스트레칭해야 합니다. 물론, 수동적인 스트레칭과 달리 완전히 근육이 늘어나는 듯한 개운한 느낌은 들지 않을 수도 있습니다. 하지만 스스로 컨트롤할 수 있는 힘을 가지고 있지 않으면서 가동 범위만 늘리는 것은 음주 운전과 같아서 쉽게 사고가 나고 부상으로 이어질 수 있습니다.

 특히 수동적 스트레칭 범위와 능동적 스트레칭 범위의 격차가 클수록 더욱 능동적 스트레칭에 집중할 필요가 있습니다. 예를 들어, 지면에서 하는 하누만아사나와 한 다리로 서서 하는 우르드바프라사리타에카파다아사나(스탠딩 스플릿 자세)[1] 간의 스플릿 각도 차이가 크다면 그만큼 수동적 관절 가동 범위에 비해서 능동적 관절 가동 범위가 떨어진다는 것인데, 이는 스스로의 힘으로 조절할 수 없는 큰 가동 범위를 가진 상태라고 볼 수 있습니다.

 정리하자면, 요가 수련에서 햄스트링은 반복적으로 과하게 수동적인 스트레칭을 당하기 쉬운 근육입니다. 따라서 전체적인 요가 수련에 있어서 햄스트링의 힘을 키워줄 수 있는 살라바아사나(메뚜기 자세)나 세투반다아사나(다리 자세)등을 추가하여 햄스트링을 강화할 수 있도록 균형을 맞추는 것이 필요합니다. 또한 햄스트링을 스트레칭하는 자세에서는 단순히 중력에 기대는 수동적인 스트레칭 위주로 하는 것이 아니라, 좀 덜 깊게 스트레칭되더라도 관련 근육들을 모두 강하게 활성화시키고 개입시켜서 스스로 컨트롤할 수 있는 능동적인 가동 범위를 늘릴 수 있도록 노력해야 합니다.

타이트한 장요근은 어떻게 늘릴 수 있을까요?

개인적으로 타이트한 장요근을 가장 효과적으로 늘려주는 자세는 로우 런지라고 생각합니다. 로우 런지 자세에서 다양한 변형을 주면서 본인에게 가장 자극이 잘 오는 변형 자세를 집중적으로 열 번의 호흡 이상 홀딩하는 방향으로 수련하는 것을 추천합니다. 다음 두 가지 방법을 참고하여 수련해보시길 바랍니다.

① 가장 기본적인 로우 런지에서 무게 중심을 좀 더 앞쪽 다리에 두고 뒤쪽 무릎 바로 윗 부분이 매트에 닿을 수 있도록 해봅니다. 여기서 괜찮다면 뒤쪽 발등을 매트에 단단히 뿌리내린 상태에서 뒤쪽 무릎을 띄워서 펴기 위해 노력해봅니다. 이렇게 하면 균형을 잡기 위해 양 다리에 강한 힘이 들어가는 동시에 뒤쪽 다리 앞면 전체에서부터 복부까지 이어지는 깊은 스트레칭을 느낄 수 있습니다.

② 벽을 사용한 로우 런지 변형 자세는 벽과 바닥이라는 두 면으로부터 지지를 받기 때문에 균형을 잃거나 정렬에서

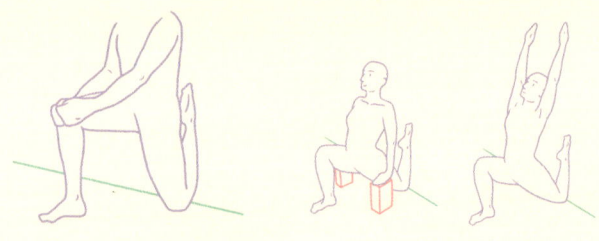

벽을 사용한 로우 런지 변형 자세

벗어나는 것에 대한 걱정 없이 장요근을 깊게 스트레칭할 수 있도록 도와줍니다. 뒤쪽 무릎과 발등을 벽에 완전히 밀착시킨 후 앞쪽 무릎은 90도를 유지하고, 가능하다면 허리를 세워서 등이 벽에 닿을 수 있도록 해보세요. 여기서 쉽게 열 번의 호흡 동안 홀딩이 가능하다면, 그다음에는 앞쪽 발을 약간 더 앞으로 보내고 골반 위에 상체가 올 수 있도록 무게 중심을 조금 앞으로 옮겨보세요. 여기서도 괜찮다면 손을 머리 위로 올려 벽에 닿을 수 있도록 해봅니다.

전굴 자세에서 엉덩관절을 내회전해야 할까요, 아니면 외회전해야 할까요? (골반의 전/후방경사와 내/외회전의 관계)

전굴 시 보통 엉덩관절은 내회전하게 됩니다. 이는 엉덩관절의 내회전 근육이 활성화되면 골반이 전방경사되면서 전굴 자세가 용이해지기 때문입니다. 따라서 선 자세에서의 전굴, 앉은 자세에서의 전굴, 다리 벌린 상태에서의 전굴에서 골반의 전방경사를 만들기 위해서는 내회전 근육을 사용하게 됩니다. 하지만 그렇다고 해서 엉덩관절에서 대퇴골이 완전히 안쪽으로 돌아가는 내회전 '운동'이 일어날 필요는 없으며, 전방경사를 보다 쉽게 하기 위해서 내회전 근육을 관여할 수 있도록 다리 안쪽에 약간의 힘이 들어가게 하는 활성화 정도의 느낌이면 충분합니다.

또한 다리가 외회전된 상태에서 시행하는 전굴에서도 다리는 외회전 상태로 유지되지만, 전굴을 하기 위해서는 골반이 전방경사되어야 하고 이를 위해서 내회전 근육의 개입도 필요합니다. 하지만 다리가 실제로 내회전 '운동'을 할 필요는 없습니다. 예를 들어 받다코나아사나(나비 자세), 엎드린 에카파다라자카포타아사나(잠자는 반비둘기 자세)에서의 앞쪽 다리, 아그니스탐바아사나(장작 자세), 자누시르사아사나(무릎 위에 머리를 두는 자세)에서의 접은 다리는 외회전되고 그 상태를 유지하는 동시에 다리 안쪽에 약간 힘을 주어 내회전 근육을 살짝 개입시키는 것이 전굴에서의 골반의 전방경사를 돕기 위해 필요합니다.

'꼬리뼈를 마세요'라는 큐잉은 왜 사용하고, 언제 사용해야 하는 것일까요?

'꼬리뼈를 마세요'라는 큐잉은 전방경사된 골반에 후방경사 방향의 힘을 주도록 해서 골반을 중립 위치에 놓아야 하는 경우에 자주 사용합니다. 골반이 중립 위치에 있지 않고 전방경사 된다면, 골반과 요추의 연결을 통해 요추가 앞으로 과하게 꺾이는 과전만을 일으킬 수 있기 때문입니다. 전방경사는 주로 내회전 근육이 강하게 활성화되거나, 엉덩관절 굴곡근이 강하게 긴장되는 경우 일어납니다. 이 두 경우에 '꼬리뼈를 마세요'라는 큐잉이 전방경사된 골반에 후방경사 방향으로 힘을 주어 골반을 중립 위치에 올 수 있도록 안내해줄 수 있습니다. 구체적으로 큐잉을 사용하는 경우를 살펴보겠습니다.

① 숩타비라아사나(누운 영웅 자세)와 같이 대퇴골을 강하게 내회전하는 자세: 이 자세는 골반의 전방경사를 만듭니다. 이때 '꼬리뼈를 마세요'라는 큐잉을 하게 되면 전방경사 된 골반에 후방경사의 힘을 사용하게 만들어 골반 위치의 균형을 잡아주는 역할을 합니다. 그리고 이러한 움직임은 요가에서 말하는 물라반다(뿌리 잠금)와 우디야나반다(위로 상승하는 잠금)에 접근할 수 있게 도와줍니다. 다시 말해, 대퇴골을 내회전하면서(골반의 전방경사를 유발) 꼬리뼈를 말아 골반의 후방경사를 만들려는 것은 서로 반대되는 힘을 통해 '적극적인 중립 상태'를 만들기 위한 것이며, 코어의 힘을 잘 사용할 수 있게 도와줍니다.

② 엉덩관절 굴곡근을 강하게 긴장시키거나 당겨지게(스트레칭되도록) 하는 자세: 이 자세에서는 골반이 전방경사되기 쉬운데, 이때 골반을 중립적인 위치로 가져오기 위해 '꼬리뼈를 마세요'라는 큐잉을 사용할 수 있습니다. 예를 들어, 하이 런지에서는 뒤쪽 다리의 앞면이 강하게 스트레칭되면

서 당기는 느낌이 듭니다. 이때 뒤쪽 다리의 엉덩관절 굴곡근이 타이트하다면, 골반이 전방경사되는 방향으로 당겨지게 됩니다. 이처럼 엉덩관절 굴곡근의 강한 긴장을 유발할 수 있는 자세에서 '꼬리뼈를 마세요'라는 큐잉은 골반에 후방경사의 힘을 주어 골반이 중립적인 위치로 올 수 있도록 도와줄 수 있습니다.

골반의 전방경사 또는 후방경사 경향을 가지고 있는 사람이 수련하면 좋을 후굴·전굴자세가 있을까요?

골반은 전방과 후방으로 기울어지며 움직일 수 있는 구조물입니다. 사람에 따라 바로 서 있는 상태에서도 골반이 중립 위치에 있지 않고 전방이나 후방으로 경사되어 있기도 합니다. 이런 경우 '골반의 전방/후방경사가 있을 때 특별히 어떤 자세를 많이 하면 좋다' 라고 접근하기 보다는, 다양한 요가 자세를 할 때마다 자신의 골반이 전방경사되는지 후방경사되는지 스스로 인지할 수 있는 능력을 기르는 것이 더 중요합니다.

  사실 어느 누구도 몸의 완벽한 대칭·균형·중립 상태를 가지고 있지 않습니다. 우리가 요가 수련을 하는 것은 다양한 동작을 통해 몸을 이리저리 움직여보고 가만히 머물러도 보면서 스스로 중립 또는 균형 상태 찾으려고 노력하는 과정이기도 합니다. 골반은 우리 몸의 상하체를 연결하는 동시에 몸의 무게 중심이 됩니다. 다양한 요가 자세에서 골반을 후방경사가 되도록 해보기도 하고 전방경사가 되도록 해보기도 하면서 자신의 몸의 무게 중심이 어떻게 이동하는지, 골반에 연결되는 허리와 다리는 어떻게 느껴지는지 탐구해봅시다. 그리고 체중이 좌우, 위아래로 잘 분산될 수 있는 가장 안정적인 위치에 골반을 두려고 지속적으로 노력한다면, 어떤 요가 자세를 하더라도 자신이 가지고 있는 골반의 전방/후방 경사 경향성을 스스로 인지하고 중립 쪽으로 가깝게 가져올 수 있을 것입니다.

비둘기 자세에서 앞쪽 발목을 족배굴곡해야 하는 이유는 무엇일까요?

엉덩관절을 외회전하고 무릎관절을 굴곡하는 자세인 에카파다 라자카포타아사나(반비둘기 자세), 파드마아사나(연꽃 자세)[1]에서 주로 발목을 족배굴곡하라는 큐잉을 많이 듣게 됩니다. 엉덩관절을 외회전하고 무릎관절을 굴곡하는 자세에서 가장 중요한 것은 엉덩관절이 외회전되는 각도와 무릎관절의 굴곡되는 각도가 서로 연속성을 유지하는 것입니다. 이러한 연속성이 유지되지 못하면, 무릎의 안쪽이나 바깥쪽에 불편함이나 통증을 느끼게 됩니다. 앞쪽 발목을 족배굴곡하라는 큐잉은 정강이뼈와 대퇴골

족배굴곡과 족저굴곡

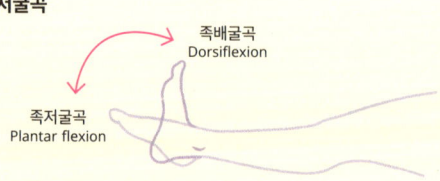

이 서로 뒤틀리는 것을 방지하여 무릎관절을 안정시키기 위한 것입니다.

예를 들어, 엉덩관절이 충분히 외회전되지 않은 상태에서 억지로 파드마아사나 혹은 아그니스탐바아사나(장작 자세)를 하려고 하면, 엉덩관절에서 확보되지 않은 외회전의 운동 범위를 보상하기 위해 정강이뼈가 대퇴골에 비해 과하게 내측으로 비틀리게 되면서 무릎관절의 연골 및 인대에 무리를 줄 수 있습니다. 이때 족배굴곡을 하게 되면 발목과 정강이뼈 사이를 고정하게 되고, 정강이뼈가 무릎관절에서 과하게 내측으로 비틀리지 않도록 고정되어 무릎관절의 부상을 예방할 수 있습니다.

엉덩관절을 위한 요가 시퀀스

엉덩관절의 균형을 잡아주는 시퀀스

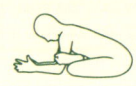
아그니스탐바아사나
(장작 자세)

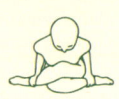
고무카아사나
(소머리 자세)

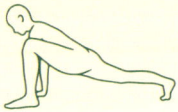
우탄프리스타아사나
(도마뱀 자세)

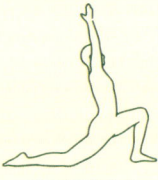
안자네야아사나
(로우 런지)

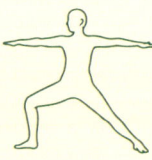
비라바드라아사나2
(전사 자세2)

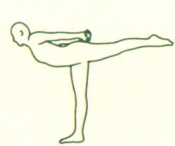
비라바드라아사나3
(전사 자세3)

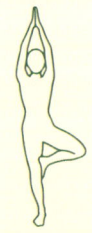
브륵샤아사나
(나무 자세)

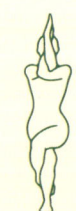
가루다아사나
(독수리 자세)

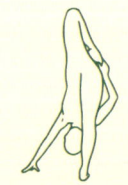
파리브리타 수리야얀트라 아사나(콤파스 자세)

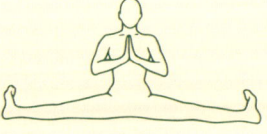
사마코나아사나
(사이드스플릿)

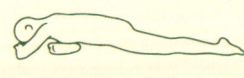
에카파다라자카포타아사나 변형
(엎드린 반비둘기 자세)

PART3. 척추와 코어

"코어는 요가를 할 때만 중요한 것이 아니다.
인간의 소화기관과 생식기관을 위한
역동적이고 살아 숨 쉬는 집을 제공한다."

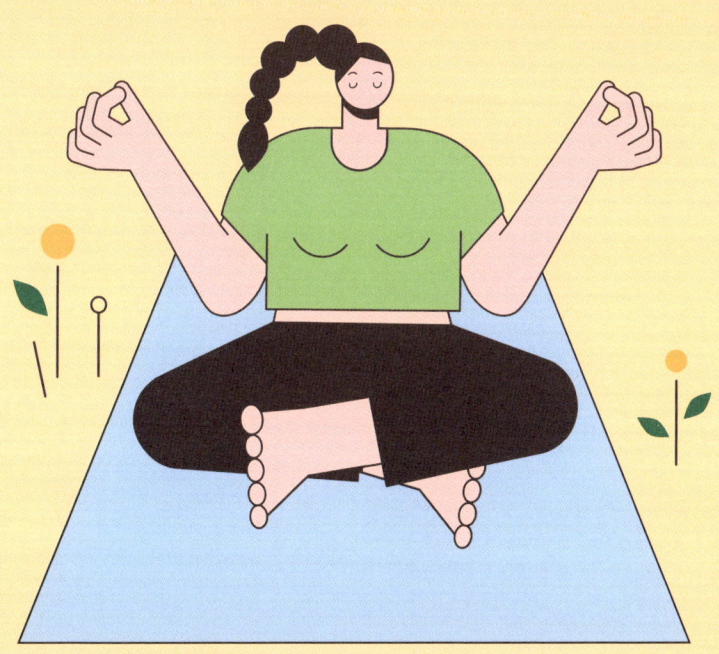

척추와 코어는 우리 몸의 중심을 이루며,
일상생활에서 중력에 저항하고 구부정한 자세로부터
벗어나 바른 자세를 유지할 수 있도록 한다.
이 장에서는 현대인이 많이 겪는 척추의 통증 사례인
일자 목과 일자 허리, 그리고 추간판 탈출증을 요가를
응용한 일상생활을 통해 어떻게 예방할 수 있는지
소개하고자 한다.
그리고 척추와 코어의 구조와 움직임, 관련된 근육들의
기능을 이해하고, 요가 수련에는 어떻게 적용할 수
있는지 알아본다.

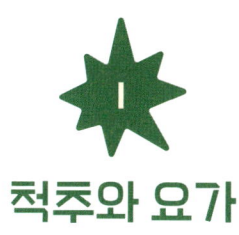

척주와 요가

척추는 우리 몸의 중앙에 위치하며 정중선(몸의 앞뒷면 중앙을 수직으로 지나는 선)을 형성하는 기둥이다. 척추는 24개의 척추뼈와 천골(골반을 구성하는 뼈)로 이루어져 있다. 척추는 상체와 하체 사이의 하중을 안전하게 전달하고 자유로운 움직임을 가능하게 하며, 신경계에 해당하는 척수를 보호한다.

1. 우리의 척추가 아플 때

일상에서 사고나 부상같은 원인이 아닌, 단순히 만성 스트레스로 인해 목이나 허리 부위에 통증이 발생하는 경험을 한 번쯤은 겪는다. 이때 병원에서 X-ray 검사를 해보면 '일자 목'이나 '일자 허리'라는 소견을 들을 확률이 높다.

정상적인 척추는 경추와 요추의 전만(앞으로 오목한 척추 배열 양상)과 흉추와 천골의 후만(뒤로 볼록한 척추 배열 양상)이 서로 교차하여 옆에서 보면 S자 모양을 보인다. 이 S자 만곡(활 모양으로 굽은 모양)은 머리와 상체의 무게를 지탱하고 충격을 흡수하는 동시에 모든 방향으로의 움직임이 가능하다. 하지만 만곡이 과도하게 평평해지거나 과도하게 구부러지면 척추 전체의 균형이 무너지고, 이는 만성적인 통증이나 척추의 퇴행성 질환으로 이어질 수 있다.

'일자 목'은 매일 컴퓨터 작업을 할 때와 같이 머리를 앞으로 숙이고 턱을 내민 자세가 장시간 지속될 때, 경추의 연부 조직(Soft tissue)이 정상적인 전만을 유지할 수 없게 되면서 나타난다. '일자 허리'는 소파나 의자 끝에 누운 듯이 걸터앉거나 등과 허리가 굽혀진 자세가 장시간 지속될 때, 요추 주변의 연부 조직이 정상적인 전만을 유지할 수 없게 되면서 나타난다. 연부 조직은 몸 안에서 다른 부위를 연결하고 지지하며 감싸고 보호하는 기능을 하는 조직으로 근육, 인대, 힘줄이 여기에 포함된다. '일자 목'과 '일자 허리'에서 경추와 요추 그리고 주변 연부 조직들은 최적의 정렬 상태에서 벗어나게 되는데, 이는 만성 통증을 유발할 수 있으며 장기적으로는 추간판 탈출증의 원인이 된다.

요가 자세 중 사바아사나(송장 자세)[1]에서 정상적인 척추의 만곡을 쉽게 확인할 수 있다. 정상적인 만곡을 가진 척추라면 이 자세에서 흉추에 해당하는 윗 등, 그리고 천골은 지면에 닿고 경추와 요추에 해당하는 목과 허리는 지면에 닿지 않고 손이 간신히 들어갈 수 있을 정도의 틈이 생긴다. 만약에 경추와 요추의 정상적인 전만이 소실된다면, 목과 허리가 바닥에 가깝게 닿을 것이다.

정상적인 척추 만곡의 회복에 도움이 되는 요가 자세로는 소-고양이 자세, 아도무카스바나아사나(다운독), 부장가아사나(코브라 자세), 발라아사나(아기 자세)가 있다. 소-고양이 자세는 척추의 전만과 후만 상태를 전환하는 동작으로, 척추를 한 마디씩 움직이는 분절적인 움직임을 증진시켜서 전반적으로 척추의 가동성을 회복하도록 도와준다. 아도무카스바나아사나는 부분적으로 역자세이기 때문에 평소 척추에 집중되어 있던 체중 부하 압력을 감소시켜서 척추가 부드럽게 재정렬되도록 도와준다. 부장가아사나는 등 근육을 강화하고 경추와 요추의 전만을 회복하도록 도와준다. 발라아사나(아기 자세)는 등의 긴장을 풀어주어 척추를 부드럽게 늘려준다.

1) 척추 추간판 탈출증

우리가 흔히 '척추' 하면 떠올리는 병은 척추 디스크이다. 이 질환의 정식 명칭은 추간판 탈출증이다. 추간판 탈출증은 노화나 반복적인 스트레스, 그리고 외상 등에 의해서 추간판(디스크)의

추간판 탈출증

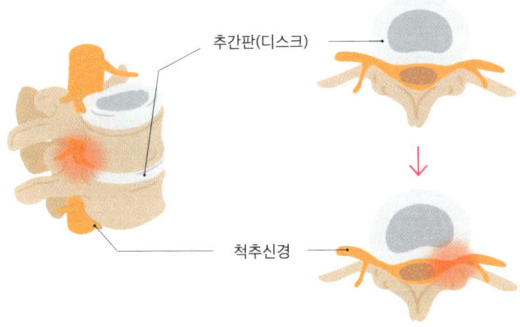

중심부에 있는 수핵이 추간판의 바깥을 싸고 있는 섬유륜의 틈을 통해 빠져나가고, 그로 인해 추간판이 돌출되어 주위의 신경을 압박하며 염증 반응을 일으켜 신경을 자극하는 병적인 상태이다. 탈출된 추간판은 그 신경이 지배하는 부위의 통증, 감각 저하, 저림 증상과 근력 약화를 일으킬 수 있으며, 직접적으로 해당하는 척추 부위의 통증을 일으키기도 한다.

추간판 탈출은 척추의 불안정성을 유발한다. 이러한 불안정성은 척추 주변 및 코어 근육을 강화하고 주변 혈류를 개선하는 요가를 포함한 근력 운동을 통해 추간판 탈출 진행의 억제와 통증 감소를 기대할 수 있다. 하지만 추간판 탈출증이 있는 경우, 요가 수련을 할 때 몇 가지 주의할 점이 있다.

먼저 추간판 탈출증이 있는 경우, 앞으로 굽히는 모든 자세(전굴)는 주의해야 한다. 추간판의 앞쪽은 두꺼운 요추를 지지하는 인대인 전종인대로 막혀 있지만, 뒤쪽은 상대적으로 얇고 좁은 후종인대가 위치하고 있어 추간판은 뒤쪽으로 탈출하기 쉽다. 이러한 인대 구조로 인해서 척추를 뒤로 신전하면 추간판은 앞으로 밀리고, 척추를 앞으로 굴곡하면 추간판은 뒤로 밀린다.

건강한 사람이 하는 전굴은 큰 문제가 되지 않는다. 하지만 추간판 탈출증이 있는 경우, 척추를 앞으로 굴곡하는 자세에서 추간판이 뒤로 밀리면서 기존의 추간판 탈출증으로 인한 척추 부위의 통증이나 신경 압박 증상이 악화될 수 있다. 따라서 모든 전굴 자세를 할 때 무릎을 약간 굽히고 시작해서 척추를 둥글게 말기보다는 길게 뽑아낸다는 느낌으로 접근하는 것이 좋다. 척추를 길게 늘리기 위해 앉은 자세에서 척추를 굴곡할 때는 볼스터[1]를, 선 자세에서 척추를 굴곡할 때는 요가블록[2]을 활용하면 좋다.

반면, 척추를 신전하는 뒤로 뻗는 자세(후굴)들은 조금씩 시도해봐도 좋다. 앞서 언급한 것처럼, 추간판은 전굴을 할 때 후방으로 밀리면서 탈출되는 경우가 많고 그 반대의 경우는 드물다. 그렇기 때문에 추간판 탈출증의 병력이 있는 경우 전굴보다는 후굴 자세에 먼저 접근하는 것이 더 수월하다. 가장 간단한 후굴인 스핑크스 자세[3]부터 시작하면 좋다. 이를 통해 척추 주위 근육들을 강화하고, 추간판의 위치를 조정하여 추간판 탈출증을 완화할 수 있다.

2) 척추 추간판 탈출증 완화를 위한 추천 운동

추간판 탈출증이 있다면 코어 강화 운동을 추천한다. 이는 윗몸 일으키기와 같은 운동이 아닌, 체간(코어) 안정화 근육의 전반적인 기능과 균형을 강화할 수 있는 운동을 말한다. 명상 자세처럼 의자 등받이에 기대지 않고 몸통을 똑바로 세워서 앉는 연습을 한다. 이때 몸을 앞으로 구부리지 않으며, 똑바로 앉으려고 할 때 하부 늑골이 앞으로 튀어나오지 않도록 해야 한다. 머리 꼭대기에서부터 척추의 전체가 연결된 실을 위에서 당긴다고 상상하며, 똑바로 앉은 자세를 유지하기 위해 사용해야 하는 근육을 느껴본다. 천천히 앉아 있는 시간을 늘려보면서, 이 자세에서 더 오래, 더 깊이, 더 느린 호흡을 연습한다. 이러한 연습은 추간판 탈출증의 치유와 재활을 위한 부드러우면서도 견고한 근력의 기초를 닦아준다.

추가로, 추간판 탈출증이 있는 경우에 척추 구조의 불안정성과 한쪽 다리로 퍼지는 통증(방사통)으로 인해 엉덩이를 둘러싼 연부 조직이 예민하고 단단하며 균형이 맞지 않을 수 있다. 이때 에카파다라자카포타아사나(반비둘기 자세) 변형 동작들과 같은 하체를 위한 부드러운 스트레칭을 연습하면 엉덩이 부위의 긴장도를 낮추는 데 도움이 된다. 등을 대고 누워서 하는 슬굴근 스트레칭인 숩타파당구쉬아나(누워서 엄지발가락 잡기 자세)[1]는 골반과 척추가 지면에 안정되어 척추가 둥글게 굴곡될 가능성을 없애기 때문에 보다 안전하게 스트레칭에 접근할 수 있다. 발 주위에 스트랩이나 수건을 감고 가볍게 뻗을 수 있는 정도까지만 가서 더 오래, 더 천천히, 더 깊게 호흡한다. 마지막으로, 로우 런지 자세를 연습하여 엉덩관절 굴곡근의 과한 긴장을 이완할 수 있도록 하는 것도 좋은 방법이다.

2. 척추와 코어, 다치지 않고 요가 하기

요가는 부드러운 움직임을 통해 척추의 근력과 유연성을 동시에 길러준다는 점에서 척추의 건강을 위해 꾸준히 할 수 있는 이상적인 운동이다. 하지만 요가는 다른 유형의 운동과 같이 여전히 신체적인 움직임의 한 형태이며 척추와 관련된 부상을 일으킬 수 있다. 주로 요가 동작을 할 때 차근차근 단계를 밟아가며 접근하지 않고, 급작스럽게 몸으로 특정 모양을 만들려고 해서 문제가 자주 발생한다. 예를 들어, 아주 빠르게 덤벨을 들었다 놓거나, 천천히 꾸준하게 속도를 높이지 않고 러닝 머신에서 최고 속도로 뛰면 자연스레 척추의 부상 가능성은 높아진다. 이러한 척추의 부상을 피하기 위해서는 코어를 올바르게 단련하는 것이 중요하다.

3. 요가 수련 중 코어를 잘 쓰는 방법

우리는 '코어'라는 단어를 일상에서 빈번하게 사용한다. 많은 사람이 자신의 코어가 너무 약하다고 생각하거나, 복부에 살이 찌고 두꺼워져서 특정 아사나가 안된다고 생각하며 자신의 몸이 잘못되었다고 판단한다. 이렇듯 코어는 그 어느 신체 부위보다 자신에 대한 이미지와 엮여 있기 때문에, 실제로 코어가 어떻게 작동하는지 이해하고 코어를 잘 쓰기 위한 방법을 고민해야 한다. 다음 세 가지 방법을 중심으로 코어에 집중해서 수련하는 것이 건강한 코어에 도움이 된다.

코어의 뒷부분(부척주근, 요방형근)을 강화하는 것에 집중하기 빈야사를 할 때 차투랑가-우르드바무카스바나아사나(업독) 전환 대신 살라바아사나(메뚜기 자세)를 시도해보자. 살라바아사나는 일반적인 요가 수업에서는 놓치기 쉬운 코어와 등과 허리를 강하게 할 뿐만 아니라, 몸 뒷면에 있는 견갑골의 주변 근육과 둔근 및 슬괵근 근육도 활성화시킨다. 아르다웃타나아사나(반 선 전굴 자세)[1]에 서 손을 정강이나 무릎 쪽에 대고 머리와 가슴뿐만 아니라 등까지 평소보다 높게 들어 올려보자. 근력 운동인 데드리프트와 굿모닝 자세를 할 때처럼 등과 허리에 힘이 들어가는 것을 느낄 수 있을 것이다.

코어의 회전력에 집중하기 큰 힘을 내기 위해서는 여러 관절과 근육의 연결 부위에서 회전의 움직임이 필요하다. 대표적인 예로 투수가 공을 던지는 동작, 복서가 공격을 위해 팔을 휘두르는 동작, 테니스 선수가 테니스 공을 때리는 동작 등을 생각해볼 수 있다.

회전력을 만들기 위한 첫 번째 요소는 내/외복사근과 다열근의 활성화를 통한 코어의 개입이다. 두 번째 요소는 엉덩관절에서 다리로, 그리고 다리에서 땅으로 단단히 지지할 수 있게 하는 둔근의 힘이다. 이 두 요소는 비라바드라아사나1(전사 자세1) 자세에서 쉽게 느낄 수 있다. 비라바드라아사나1에서 양발의 뒤꿈치를 단단히 고정하고, 양 대퇴부 뒤쪽과 엉덩관절(특히 둔근)을 활성화하면서 복사근을 통해 몸통과 척추를 회전하면, 몸통이 정면을 향하도록 하는 것이 더 수월해지고 상체가 가벼워지는 느낌을 받을 수 있다. 또한 웃카타아사나(의자 자세)나 런지 자세에서 비틀기를 할 때 팔꿈치가 무릎에 닿지 않도록 유지하는 방법이 있다. 이때 팔꿈치로 미는 힘을 사용하지 못하기 때문에 하체, 엉덩관절, 그리고 코어의 회전력을 강화하는 더욱 효과적인 변형 방법이다.

강화하고 수축하는 모든 것은 이완과 휴식이 필요하다는 점 알기 골반저근, 복근, 횡격막에 지속적인 '긴장을 가지고 있는 것'과 코어가 '강한 것'은 완전히 다른 개념이다. 지속적인 긴장은 해당 부위의 근육을 피로하게 만든다. 골반저근, 복근, 횡격막에 긴장도가 높으면 호흡이 충분히 잘 이루어지기 어렵다. 같은 맥락으로 '스트레칭'과 '이완'도 서로 다른 개념이다. 후굴 동작은 복부 스트레칭을 시켜줄 수는 있지만, 복부의 긴장을 이완시켜주지는 못한다. 이완도 꾸준한 연습이 필요한 기술이다. 따라서 요가 수업 후의 사바아사나(송장 자세)나 요가니드라(요가의 잠)와 같은 자세에서 이완이 필요한 부위에 의식을 두고 이완하는 연습이 필요하다.

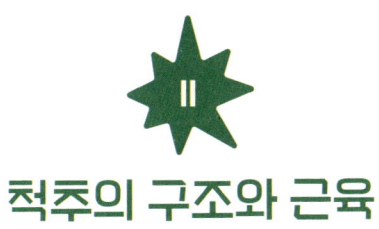

척주의 구조와 근육

척추는 우리 몸의 중심선이며 신경계를 포함한다. 우리는 아사나 수련을 통해서 우리도 알지 못하는 사이에 척추를 함께 단련하고 있다. 이러한 요가 수련의 효과는 후굴의 깊이를 더해주는 것을 넘어서, 일상생활에서 중력에 저항하고 구부정한 자세로부터 벗어나 바른 자세를 유지할 수 있는 능력으로 이어진다.

1. 척추의 구조

척추는 짧고 둥근 뼈와 두꺼운 연골(추간판, Disc)이 서로 번갈아가며 쌓여 있는 구조이다. 척추뼈는 앞의 둥글고 납작한 부분인 추체, 뒤쪽의 여러 방향으로 튀어나온 돌기들, 그리고 그 중간을

척추뼈의 구조

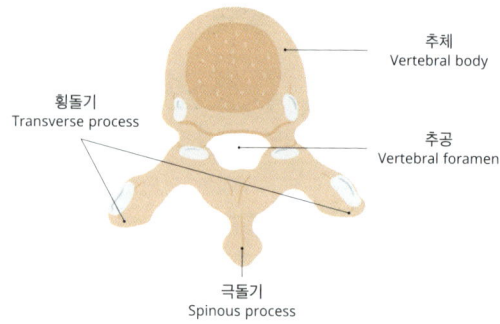

잇는 고리 모양인 추공으로 크게 나누어볼 수 있다.

추체(척추뼈 몸통, Vertebral body)는 추간판을 사이에 두고 있는 척추의 앞쪽 부분이다. 척추가 서로 쌓여 있는 구조에서 무게를 지지하는 역할을 한다. 극돌기(가시돌기, Spinous process)는 뒤쪽으로 튀어나온 돌기로, 등 뒤에서 피부 밑으로 가장 잘 만져지는 부위이다. 횡돌기(가로돌기, Transverse process)는 좌우 양쪽으로 튀어나온 돌기로, 극돌기에 비해 상대적으로 잘 만져지지 않는다. 극돌기와 횡돌기는 경추, 흉추, 요추 부위에 따라 다른 모양을 가지는데, 이는 특정 방향으로의 움직임을 쉽게 만들기도 하고 어렵게 만들기도 한다. 추공(척추뼈 구멍, Vertebral foramen)은 추체 뒷부분에 위치한 구멍으로, 횡돌기와 극돌기를 연결해서 척수(Spinal cord)를 감싸는 고리를 만들며, 아래위로 길게 연결되어 척수를 보호하기 위한 척주관(Vertebral canal)을 이룬다.

추간판은 충격을 흡수하고 척추가 부드럽게 움직일 수 있

척추의 구조

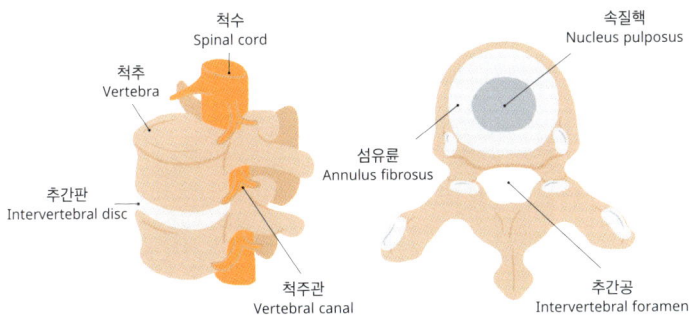

게 한다. 그리고 척수신경은 추간공을 통해 척주관을 나와서 각 척수 레벨(척수 내에서의 위치)에 따른 피부감각과 근육운동에 관여한다. 이러한 척추의 앞부분을 척추전방관절(Anterior intervertebral joint)이라고 부른다. 그리고 척추의 뒷부분이 서로 겹쳐서 만들어지는 관절을 후관절(척추관절돌기사이관절, Facet joints) 또는 척추후방관절(Posterior intervertebral joint)이라고 한다.

척추는 7개의 경추(목뼈, Cervical spine), 12개의 흉추(등뼈,

척추전방관절과 후관절

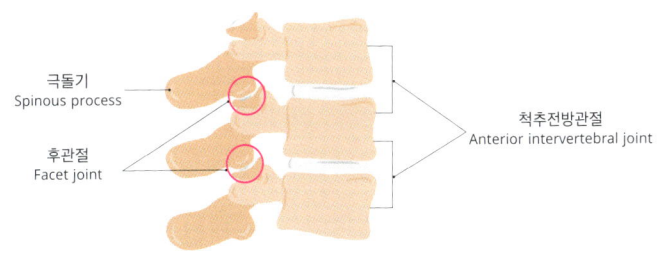

척추의 구성과 만곡

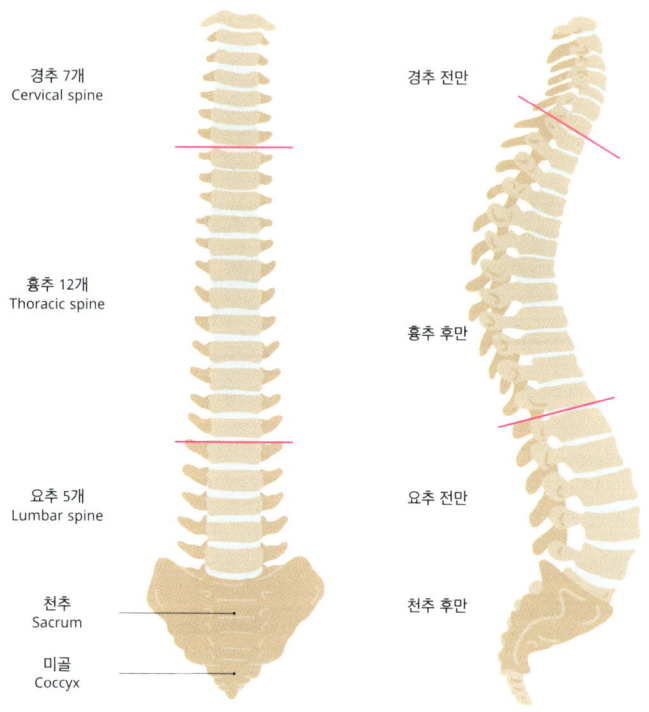

Thoracic spine), 5개의 요추(허리뼈, Lumbar spine)를 합친 총 24개의 뼈로 구성된다. 그 밑으로 천골(엉치뼈, Sacrum)과 미골(꼬리뼈, Coccyx)이 있다. 전체 척추를 옆에서 보면 자연스러운 만곡들을 관찰할 수 있다. 이러한 만곡들은 일차 만곡과 이차 만곡으로 나눌 수 있다. 일차 만곡은 흉추와 천추 부위의 후만으로, 태아나 신생아가 C자 모양의 둥글게 말린 척추 형태를 가지고 태어나기 때문에 일차 만곡이라고 한다. 이차 만곡은 경추와 요추 부위의 전만이다. 경추의 전만은 아기가 생후 3개월경 목을 가누기 시작하면서, 요추의 전만은 생후 12~18개월경 걷기 시작하면서 중력에 대항하여 생기기 때문에 이차 만곡이라고 한다.

척추의 만곡은 자세와 움직임에 매우 중요한 역할을 한다. 척추의 만곡은 스프링처럼 작용하여 충격을 흡수하고 중력의 힘에 대항하여 우리 몸을 지탱하는 역할을 한다. 척추의 만곡이 소실되면, 우리 몸은 축이 무너진 불균형 상태가 되고 자세와 척추 질환 등의 문제가 발생한다.

척추는 마치 유연한 파이프처럼 하나로 결합력을 가지고 움직일 수 있어야 한다. 척추의 한 부분은 과하게 움직이고 다른 부분은 거의 움직이지 않는다면, 이는 바람직하지 않다. 척추의 한 부분만 과하게 움직이는 것은 척추의 인대와 디스크에 부담을 줄 수 있다.

전종인대(앞세로인대, Anterior longitudinal ligament) 두개골 바닥에서 천골까지 척추의 추체와 추간판의 전면에 세로로 부착되어 있는 인대이다. 전종인대는 척추의 과도한 신전을 제한하고 추간판의 안정성을 보강하는 기능을 한다. 즉, 척추를 앞으로 숙이는 전굴 동작에서는 느슨해지고, 척추를 뒤로 펴는 후굴 동작에서는 팽팽해지면서 추체의 앞부분이 서로 멀리 떨어지는 것을 방지하는 역할을 한다.

척추의 인대(척추를 옆에서 본 모습)

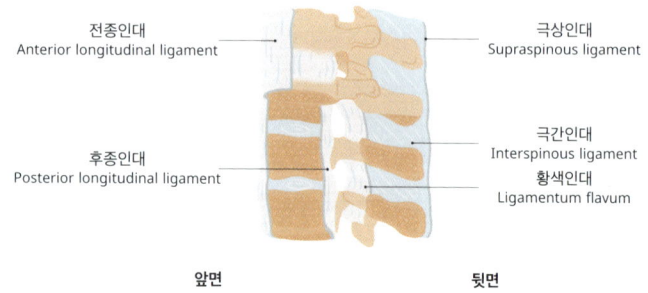

후종인대(뒤세로인대, Posterior longitudinal ligament) 두개골 바닥에서 천골까지 척추의 추체와 추간판의 후면에 세로로 부착되어 있는 인대이다. 후종인대는 척추의 과도한 굴곡을 제한하고 추간판의 후방 탈출을 방지한다. 후종인대는 전종인대와는 반대로 척추를 뒤로 펴는 후굴 동작에서는 느슨해지고, 척추를 앞으로 숙이는 전굴 동작에서는 팽팽해지면서 추체의 뒷부분이 서로 멀리 떨어지는 것을 방지한다. 전종인대는 추간판 앞쪽, 후종인대는 추간판 뒤쪽에 위치하며 추간판이 탈출하는 것을 막는다. 하지만 후종인대는 전종인대에 비해 좁은 너비를 가지기 때문에, 추간판 탈출은 주로 추체의 뒤쪽과 바깥쪽 방향으로 발생한다.

황색인대(Ligamentum flavum) 추공의 안쪽 후면을 따라 척추궁을 세로로 연결하는 인대이다. 인대는 콜라겐과 엘라스틴으로 이루어지는데, 황색인대는 콜라겐 대비 엘라스틴의 비율이 높아 노란 빛깔을 띠기 때문에 붙여진 이름이다. 엘라스틴의 비율이 높기 때문에 인체의 다른 인대보다 탄력성이 높은 편이다. 이러한 높은 탄력성을 바탕으로, 황색인대는 척추가 굴곡 또는 신전 후에 원래의 위치로 돌아가 자연스러운 만곡을 유지할 수 있도록 한다.

극상인대(가시끝인대, Suprspinous ligament)**와 극간인대**(가시사이인대, Interspinous ligament) 극상인대는 척추의 극돌기 끝을 세로로 연결한다. 극간인대는 극돌기 사이를 채우고 앞쪽으로는 황색인대, 뒤쪽으로는 극상인대와 연결된다. 극상인대와 극간인대는 척추의 극돌기들이 서로 지나치게 벌어지지 않도록 안정화해서 후종인대와 함께 척추의 과도한 굴곡을 방지한다.

추간판(척추사이원반, Intervertebral disc) 추간판은 척추 사이의 얇은 판으로, 영문명인 디스크로 더 잘 알려져 있다. 추간판은 젤리와 같이 탄성이 있는 액체 형태의 중심부인 수핵(속질핵, Nucleus pulposus)과 나이테와 같은 모양으로 수핵을 둘러싸고 있는 질기고 강한 섬유륜(섬유테, Annulus fibrosus)으로 이루어져 있다. 수핵은 중심부에서 섬유륜을 향해 바깥으로 밀어내는 압력을 형성하여 에어백 쿠션처럼 외부 충격을 완화한다. 수핵의 대부분은 수분으로 이루어져 있어서서, 수핵의 수분이 충분할수록 유연하고 탄력 있게 척추를 움직일 수 있다. 섬유륜은 서로 반대 방향으로

추간판의 구조

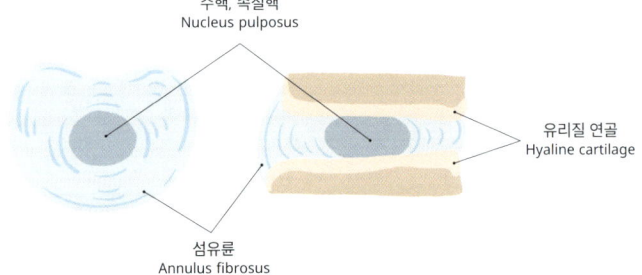

교차되는 여러 연골층으로 구성되는데, 이는 수핵을 안정화하고 충격을 흡수하며 다양한 방향으로 척추에서의 움직임을 가능하게 한다.

2. 척추의 근육

척추 주변의 근육들은 척추를 지지하고 보호하며 운동이 가능하게 하는 역할을 한다. 부척주근은 척추 전반에 걸쳐 마디마디 부착되어 있는 근육으로, 척추의 신전·측굴·회전·안정화에 직접적으로 관여한다. 요방형근과 복근은 척추의 움직임에 영향을 주는 근육으로, 요방형근은 척추의 신전과 측굴을 보조하고, 복근은 척추의 굴곡을 보조한다.

부척주근 척추 전반에 걸쳐 있는 부척주근은 척추 옆의 가느다란 근육들을 통칭한다. 이 근육들은 척추를 세우고, 척추를 회전시키고, 척추뼈 자체의 과도한 움직임을 제한한다. 일반적으로 천층 근육과 심층 근육으로 나누어 설명하는데, 천층 근육은 허리

부척주근

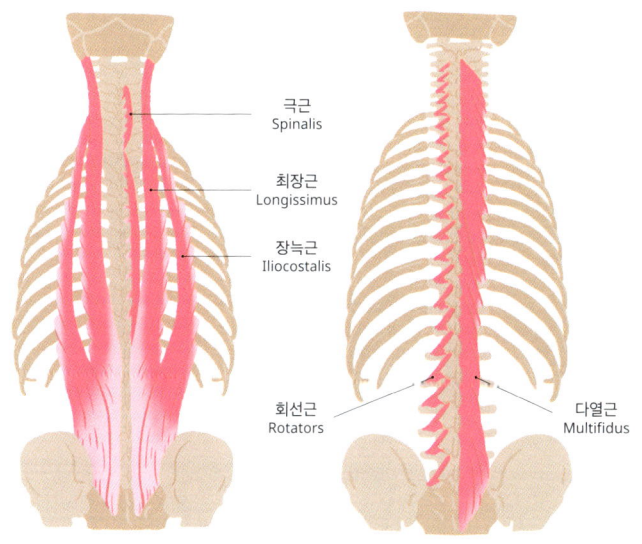

근육: 부척주근		부착부		기능
천층 (척주 기립근)	최장근(가장긴근)	요추의 횡돌기	모든 흉추의 횡돌기, 하부 9~10개의 늑골각	일측 작용 시: 척추의 측굴과 회전 양측 작용 시: 척추의 신전
	장늑근(엉덩갈비근) - 흉장늑근 - 요장늑근	(흉)하부 6개 늑골의 늑골각 (요)천골과 장골능	(흉) 7번 경추의 횡돌기, 상부 6개 늑골의 늑골각 (요)하부 6개 늑골의 늑골각	
	극근(가시근)	11번 흉추~2번 요추의 극돌기	상위 4~8개 흉추 극돌기	

를 세우고 측굴하는 기능을 주로 하고, 심층 근육은 허리를 돌릴 때 보조하거나 척추뼈가 과도하게 움직이지 않도록 뼈를 고정하는 기능을 한다. 부척주근 중 깊은 곳에 있는 근육일수록 근육의 길이가 짧다.

　　부척주근 중 천층 근육은 주로 허리를 세우는 기능을 가지기 때문에 척주기립근(척주세움근, Erector spinae)이라고도 부른다. 여기에는 최장근(가장긴근, Longissimus), 장늑근(엉덩갈비근, Iliocostalis), 극근(가시근, Spinalis)이 속한다.

　　장/단회선근(돌림근, Rotators), 다열근(뭇갈래근, Multifidus), 반극근(반가시근, Semispinalis)은 모두 심층 근육이며, 하위 횡돌기에서 상위 극돌기로 부착되어 있다. 회선근은 횡돌기로부터 바로 위의 극돌기, 다열근은 횡돌기로부터 몇 칸 위의 극돌기, 반극근은 횡돌기로부터 멀리 떨어진 상위 극돌기에 부착되어 있다.

　　여기에서는 천층 부척주근에 해당하는 척주기립근만을 최대한 단순화하여 표로 정리하였으며, 심층 부척주근은 모든 척추의 극돌기와 횡돌기에 부착하기 때문에 생략하였다.

요방형근(허리네모근, Quadratus lumborum) 부척주근의 심층 근육과 같은 깊이에 위치한 요방형근은 골반 상단에서부터 마지막 늑골에 부착되어 있다. 그리고 그 사이에 있는 요추의 횡돌기들에도 부착되어 있다. 요방형근은 골반, 척추, 흉곽을 연결함으로써 안정화 근육으로 주로 작용하며, 척추의 신전과 측굴을 보조한다.

요방형근

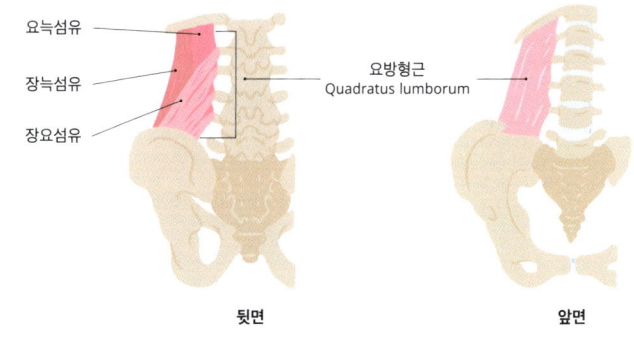

뒷면　　　　　　　앞면

근육	부착부		기능
요방형근 (허리네모근)	장골능 후면	12번 늑골 요추의 횡돌기	요추의 안정화 근육 (요추 만곡의 분절적 조정) ⇨ 직립과 보행에 필수적인 근육/요추의 신전과 측굴

복근(배근육, Abdominal muscles) 복근이라 하면 가장 먼저 복부 전면의 식스팩 근육인 복직근(배곧은근, Rectus abdominis)이 떠오른다. 하지만 복근은 복부 앞쪽을 여미는 지퍼 모양이 아닌 복강을 원통형으로 둘러싸는 코르셋 형태에 더 가깝다. 복직근을 중심으로 양옆의 외복사근(배바깥빗근, External oblique)과 그 밑에 내복사근(배속빗근, Internal oblique) 그리고 가장 깊숙이 복횡근(배가로근, Transverse abdominis)이 복부와 허리 주변을 둘러싸서 복벽을 이룬다.

　복직근은 흉곽 앞쪽의 늑골과 치골을 복부의 정중앙에서 길게 세로로 연결해서 수축시 체간과 척추를 굴곡한다. 또, 늑골

복근

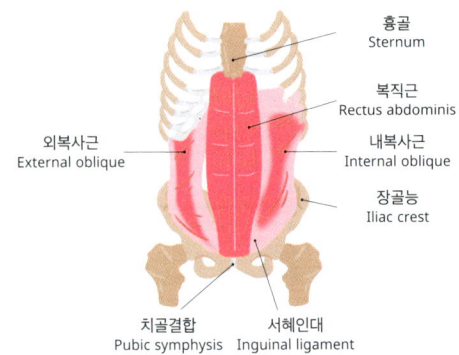

근육: 복근	부착부		기능	
복직근 (배곧은근)	치골	5~7번 늑연골	체간과 척추의 굴곡, 복압상승	
외복사근 (배바깥빗근)	장골능 백선(복부 중앙에 직선으로 형성되어 있는 선)	5~12번 늑골	양측 작용시: 체간과 척추의 굴곡, 복압상승	일측 작용 시: 체간과 척추의 측굴, 반대쪽으로의 회전
내복사근 (배속빗근)	서혜인대 장골능	10~12번 늑연골		일측 작용 시: 체간과 척추의 측굴, 같은쪽으로의 회전
복횡근 (배가로근)	백선	서혜인대, 장골능 흉요근막 7~12번 늑연골	복압상승	

이 고정된 상태에서 복직근이 수축하면 치골을 위로 당겨서 골반을 후방경사 되는 방향으로 움직인다. 요가 자세 중에서는 아르다나바아사나(반 보트 자세)[1]가 대표적인 복직근 강화 자세이다. 복근이 타이트하면 체간과 척추의 신전을 제한해서 깊은 후굴을 방해할 수 있다.

외복사근은 복부의 측면을 덮는 큰 근육으로 몸통으로 만드는 많은 움직임에 참여한다. 몸통의 양쪽에 위치한 외복사근 중 한쪽이 수축하면 체간과 척추를 같은 쪽으로 측굴하고, 반대쪽으로 회전한다. 요가 자세 중 파리가아사나(빗장 자세)[1]와 웃티타 파르스바코나아사나(측각도 자세)와 같은 측굴 자세를 통해 강화할 수 있다.

내복사근은 외복사근 밑에 외복사근보다는 작은 크기로 외복사근의 주행 방향과 교차하여 부착되어 있다. 내복사근 중 한쪽이 수축하면 체간과 척추를 같은 쪽으로 측굴하고, 같은 쪽으로 회전한다. 움직임 중에서 한쪽 내복사근과 반대쪽 외복사근이 함께 수축하면 상체를 더 깊게 비틀 수 있다. 외복사근과 내복사근이 타이트하면 체간과 척추의 측굴과 회전을 제한한다. 요가 자세 중 파리브리타트리코나아사나(비튼 삼각 자세)[2], 마리챠아사나C(현인마리치 자세C)[3]와 같이 깊은 비틀기 자세를 통해 강화할 수 있다.

복횡근은 복압을 상승시켜 날숨과 배뇨 및 배변과 같은 생리작용을 돕고, 복부 장기들의 위치를 잡아주고 보호한다. 복식호흡을 할 때 날숨시 복횡근이 수축하여 공기를 천천히 내보내는 역할을 한다. 급한 소변을 참을 때 골반저근과 함께 복횡근이 수축하는데, 이는 요가에서 말하는 우디야나반다(위로 상승하는 잠금)와도 연결된다. 복횡근의 수축은 플랭크 자세에서 복부를 척추 쪽으로 당겨 유지할 때에 활성화된다.

복근은 체간을 움직이면서도 흉곽과 골반 그리고 척추의 연결성을 견고하게 해서 체간과 척추를 안정화하는 코어 근육으로 작용한다. 복근이 약화되면 평소 자세가 나빠지거나 허리 통증이 나타날 수 있다.

3. 코어의 근육

보통 코어를 이야기할 때 복부의 앞쪽에 있는 식스팩인 복직근만 생각하는 경우가 많다. 하지만 몸은 2D의 평면이 아닌 3D의 입체적인 구조이며, 코어 또한 원통형이나 정육면체와 같은 입체적인 모양으로 이해해야 한다.

1) 코어 근육의 주요 구성 요소

코어에는 네 가지 구성 요소가 있다. 여기서 '코어'라는 용어를 사용할 때는 다음과 같은 근육들의 복합체, 즉 해당 근육들 간의 네트워크로 만들어진 몸의 중심을 의미한다.

골반저근 코어의 바닥을 구성하는 골반저근은 골반의 아래쪽에 경계를 만들고 복부의 장기를 받쳐준다. 요가 수련에서 골반저근은 척추를 길게 늘리는 데 도움이 되는 세밀한 끌어올림을 만들어낸다.

코어를 이루는 네 근육

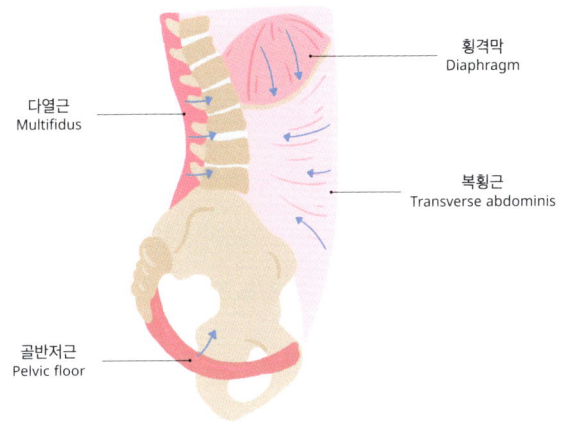

복부 근육 복부 근육은 코르셋처럼 복부의 주변 둘레 전체를 감싸면서 코어의 벽을 만든다. 이 근육 그룹에는 복횡근, 내복사근, 외복사근, 복직근이 있다. 복부 근육이 수축하면 코르셋처럼 갈비뼈 아래부터 엉덩이뼈까지의 공간을 둘러싸서 끈으로 졸라매는 것과 같은 움직임이 일어난다. 복부 근육은 복부 장기를 담고, 척추를 지지하며 몸 중간 부위의 가동성을 제공한다. 요가 수련에서 복근은 아래 허리를 지지하며 척추, 골반, 갈비뼈 사이의 움직임을 통합한다.

다열근 부척주근은 척추를 따라 주행하며 척추를 곧게 유지시켜 주고 몸통이 안정적으로 움직일 수 있도록 도와준다. 부척주근들 중 가장 깊이 위치한 다열근은 척추뼈가 과도하게 움직이지 않도록 고정해서 척추와 몸통의 안정화를 돕는다. 요가에서 복근을 강화하는 데 초점을 맞추고 싶다면, 균형을 맞추기 위해서 뒤에 있는 부척주근도 함께 강화해야 한다.

횡격막 위치적으로 횡격막은 코어에서 가장 위에 있으며, 돔과 같은 모양으로 코어의 천장을 이룬다. 횡격막은 호흡을 하기 위한 주동근이며, 호흡은 모든 요가 동작에 있어서 가장 중요한 중심이 된다.

크게 보면 코어는 단순히 근육만을 의미하지 않는다. 코어는 요가를 할 때만 중요한 것이 아니라, 인간의 소화기관과 생식기관을 위한 역동적이고 살아 숨 쉬는 집을 제공한다. 우리가 평소 '코어'라는 단어를 일상 속에서 자주 언급하는 이유는 코어가 우리의 삶을 지지하는 무척 복잡한 부위이기 때문일 것이다. 이를 이해한다면 우리는 자신의 복부를 보며 코어 단련의 필요를 실감하게 될 것이다.

2) 코어 근육의 보조 구성 요소

장요근 코어의 중간에 위치하는 장요근은 코어 중의 코어(중심)이면서, 코어의 옆면과 뒷면을 연결한다. 요가에서 장요근은 다른 엉덩관절 굴곡근과 함께 선 자세를 지지하고, 전굴을 더 잘 되게 하고, 나바아사나(보트 자세)나 암밸런스와 같은 자세에서 복근을 지지하는 역할이다.

둔근 둔근은 엉덩관절의 뒷부분에서부터 골반의 바깥쪽을 감싸는 근육으로, 대둔근, 중둔근, 소둔근으로 이루어져 있다. 요가에서 둔근 그룹을 강화하는 것은 엉덩관절과 천장관절에 더 큰 안정을 제공한다. 또한 강한 둔근은 몸의 안쪽 깊이 있는 이상근과 근처에 있는 슬괵근의 부담을 줄여줄 수 있다.

이상근 이상근은 천골에서부터 대퇴골 머리 부분에 부착되어 있다. 이상근은 타이트한 근육으로 악명이 높으며, 좌골신경에 가까이 있기 때문에 이상근의 과긴장은 좌골신경통과 비슷한 증상을 보인다. 이상근은 장요근과 함께 코어의 앞뒤 균형을 보완하는 역할을 하기에 요가를 수련할 때 이상근을 적극적으로 활성화하는 것이 중요하다. 만약 장요근이 강한데 이상근은 약하다면, 이는 만성적으로 이상근을 더 피로하고 더 타이트하게 만들어 근육의 불균형을 만들 수 있다.

슬괵근 요가에서는 슬괵근을 강화하기보다는 주로 근육이 길게 늘어나도록 하는 데 더 많은 시간을 투자하는 경향이 있다. 그러나 슬괵근을 강화해야 슬괵근 부착부 부상의 가능성을 줄이고, 후굴에서 지지하는 힘을 더 만들어내며, 엉덩관절 굴곡근 및 대퇴사두근과 힘의 균형을 이룰 수 있게 된다.

대퇴내전근 다리 안쪽을 주행하는 내전근 부위는 흔히 사타구니 또는 서혜부라고도 불린다. 슬괵근처럼 요가에서 내전근은 강화되기보다는 주로 스트레칭되는 경우가 많다. 아사나 수련에서 내전근을 활성화하는 것은 골반저근과 복부 근육(특히 복횡근)을 사용할 수 있도록 도와준다.

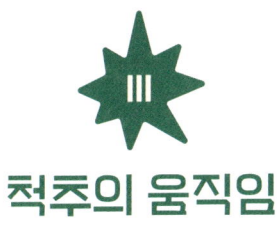

척추의 움직임

요가에서는 먼저 코어 근육을 사용하여 움직임을 위한 견고한 기반을 만든 후에 척추에서 저항이 느껴질 때까지 천천히 앞으로 굴곡하거나 뒤로 신전하거나 비틀기를 해야 한다. 여기서는 척추의 움직임을 알고 안전하게 요가 수련에 접근하는 방법을 다룬다.

1) 척추의 주요 움직임

척추의 회전(비틀기) 척추의 여러 움직임 중에서도 비틀기, 즉 회전(rotation)이 인간의 몸에서 가장 큰 힘을 낼 수 있다. 요가 수련에서 효과적으로 비틀기 동작을 적용할 수 있는 방법은 바로 런지나 웃카타아사나(의자 자세)에서 비틀기를 할 때 팔꿈치를 앞쪽 무릎에 대기 전 한두 호흡 동안 팔꿈치가 떠 있도록 유지하는 것이다. 이러한 '비틀기 자세에서 팔꿈치 떼기' 변형은 다리와 엉덩이의 근육을 더 쓰게 만들고 몸통의 회전에 관여하는 코어 근육 중 몸통의 회전에 관여하는 내·외복사근과 다열근을 강하게 활성화한다.

척추의 신전(후굴) 많은 사람이 척추를 건강하게 지키기 위해서는 코어와 복근의 힘이 중요하다고 생각하지만, 척추 건강에 있어서 코어 근육의 후면부에 해당하는 척추 자체의 근육(부척주근)을 단련하는 것은 복근을 중심으로 한 코어 근육의 전면부를 강화하는 것만큼이나 중요하다. 현대인들은 의자에 앉아서 구부정한 자세로 장시간 일하기 때문에, 대부분 가슴과 어깨 및 엉덩관절의 앞부분이 타이트해지는 것을 쉽게 느끼고, 이 부위의 스트레칭 필요성을 잘 알고 있다. 하지만 그 문제를 뒤집어 생각해보면 몸의 후면 근육들은 그만큼 약화되어 있다는 것을 의미한다. 요가 수련에서 약화되어 있는 몸의 후면 근육들을 쉽게 강화할 수 있는 방법은 바로 엎드린 자세에서의 후굴을 추가하는 것이다.

예를 들어, 수리야나마스카라(태양경배 자세)에서의 차투랑가를 살라바아사나(메뚜기 자세)로 대체하거나 혹은 본격적인 후굴 자세로 들어가기 전에 엎드린 후굴 자세인 살라바아사나, 부장가아사나(코브라 자세), 다누라아사나(위를 향한 활 자세)로 준비하는 방법이 있다. 이를 통해 몸 뒷면의 근육들을 활성화하고, 활성화된 몸 뒷면의 근육들은 후굴 수련이 전신 관절에 주는 압력을 고루 분산시키며 몸의 한 분절에 집중되지 않도록 함으로써 인체 움직임의 연결성과 유기성을 지켜준다.

척추의 굴곡(전굴) 전굴의 방향성은 수련자의 수준에 따라 두 가지로 나누어 생각해볼 수 있다. 먼저 매우 제한된 범위의 전굴 범위를 가진 수련자들은 척추를 똑바로 펴는 것에 집중해야 한다. 만약 자신이 단다아사나(막대 자세)에서 천골이 지면에 수직이 될 수 있도록 골반을 세우지 못하거나, 파스치모타나아사나(앉은 전굴 자세)에서 최대로 전굴했을 때 엉덩관절에서의 각도가 90도 정도라면 전굴을 할 때 척추를 펴는 것에 집중해야 한다. 왜냐하면 이러한 상태에서 척추를 굴곡하려고 하면 골반이 후방경사 되는데, 여기서 척추를 억지로 더 굴곡하려고 하면 요추에 압박 스트레스를 줄 수 있기 때문이다. 따라서 초심자의 경우에는 전굴 자세를 할 때 허리를 펴내고 골반을 전방경사하며 엉덩관절에서 굴곡이 일어날 수 있도록 수련해야 한다.

하지만 파스치모타나아사나에서 손을 뻗어 발을 잡을 수 있을 정도라면, 전굴을 할 때 척추를 지나치게 펴려고 할 필요가 없다. 숙련된 요가 수련자들은 전굴을 할 때 척추가 조금이라도 둥글게 말리거나 굴곡되지 않도록 지나치게 척추를 똑바로 펴려는 경향이 있다. 이처럼 전굴에서 조금도 척추의 굴곡을 허락하지 않으려고 하면, 후면 근육의 깊은 근육들을 타이트하게 만들고 슬곡근(햄스트링) 부착부인 좌골 부위에 지나치게 당겨지는 힘을 가해 슬괵근 부착부가 지나치게 늘어나서 생기는 신장성 부상을 일으킬 수 있다.

    단다아사나(앞으로 다리를 뻗고 앉았을 때 골반의 전방경사 정도가 천골이 지면에 수직이 되는, 막대 자세)가 쉽게 가능하다면, 전굴 자세로 진입할 때 골반이 전방경사가 될 수 있도록 허리를 똑바로 펴내되 전굴 자세로 진입하고 나서 자세를 유지할 때는 상체의 힘을 좀 빼고 발라아사나(아기 자세) 정도로 척추가 굴곡되도록 이완하는 것이 필요하다. 왜냐하면 이 자세 정도의 척추 굴곡 각도에서는 골반이 후방경사가 일어나지 않아 요추에 스트레스를 주지 않으며, 힘을 빼고 척추의 자연스러운 굴곡을 허락할 때 전굴 수련이 주는 신경계의 안정과 마음의 고요함이라는 혜택을 온전히 누릴 수 있기 때문이다.

    앞서 설명했듯이 요가 자세마다 척추의 움직임에 주의하여 수련할지라도, 전체적인 시퀀스에서 척추 움직임의 비율을 맞추는 것이 필요하다. 이 비율의 균형이 맞지 않는다면 반복적인 스트레스로 인한 부상의 위험성에는 그대로 노출된다. 빈야사 요가는 수리야나마스카라(태양경배 자세)를 기본으로 하기 때문에, 척추의 움직임에 있어서 비틀기, 후굴, 측굴에 비해 몸의 앞면을 사용하는 전굴을 상대적으로 많이 반복하게 된다. 수리야나마스카라 한 주기 안에는 크게 다섯 번의 전굴―두 번의 웃타나아사나(선 전굴 자세), 두 번의 아르다웃타나아사나(반 선 전굴 자세), 한 번의 아도무카스바나아사나(다운독) — 과 한 번의 후굴 — 우르드바무카스바나아사나(업독) — 가 있다고 볼 수 있다. 수리야나마스카라를 열 번 반복하면 오십 번의 전굴과 열 번의 후굴을 하게 되는 셈이다. 만약에 체육관에 가서 이두근 운동(biceps curl)을 오십 번 할 때 삼두근 운동(triceps extension)은 열 번만 한다면, 보통 사람들은 이를 균형 잡힌 운동으로 생각하지 않을 것이다. 요가를 평생 수련한다고 가정한다면, 매번 요가를 수련할 때마다 움직임의 비율을 균형 있게 맞추는 것은 더욱 중요해진다. 그렇다면 수리야나마스카라에서 척추를 균형있게 움직이기 위해서는 어떻게 해야 할까? 예를 들면, 아르다웃타나아사나(반 선 전굴 자세)에서 손을 가볍게 정강이에 대거나 엉덩관절에 대고 데드리프트에서와 같이 몸통을 충분히 들어 올리는 방법이 있다. 이 방법을 통해 부척주근을 비롯한 몸 후면부 근육의 힘도 기를 수 있다.

2) 경추, 흉추, 요추에서의 움직임

경추, 흉추, 요추에서의 움직임 차이를 이해하기 위해서는 알아야 하는 것은 다음과 같다. 부위별 추체의 모양과 크기, 등 정중앙에서 일렬로 만져지는 극돌기의 형태, 척추의 뒷부분이 서로 겹쳐져서 만들어지는 후관절의 관절면 방향이다.

척추 전체에서 추체의 모양과 크기를 살펴보면 경추에서 요추 쪽, 즉 위에서 아래로 갈수록 추체가 더 넓고 두꺼워진다. 특히

경추의 구조(위에서 바라본 모습)

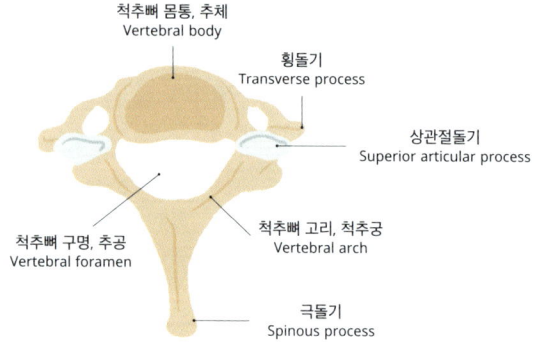

 추체는 하위 요추부에서 가장 발달되어 있는데, 아래에 있을수록 위에 있는 척추를 지지하기 위해 버텨야 하는 무게가 커지기 때문이다.

 후관절(Facet joint)은 상부 추체 뒤에서 아래로 돌출된 2개의 하관절돌기와 하부 추체 뒤에서 위로 돌출된 2개의 상관절돌기가 만나서 이루는 관절이다. 가운데에 있는 추간판과 함께 양 측면에 있는 2개의 후관절은 체중 부하를 전달하고, 전체적으로는 척추 기둥(척주, Spinal column)에 구조적인 안정성을 제공한다. 후관절은 부위에 따라, 후관절의 관절면 방향에 따라 척추의 움직임을 상대적으로 쉽게 일어나게 하기도 하고 어렵게 제한하기도 한다.

 그렇다면, 부위별로 극돌기의 형태와 후관절의 관절면 방향에 따른 움직임의 차이를 살펴보자. 경추 부위의 극돌기는 다른

흉추의 구조

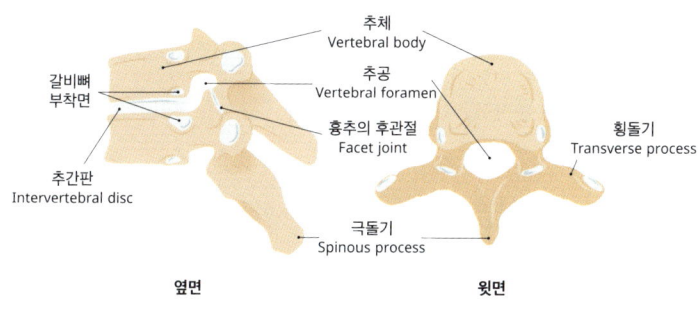

요추의 구조

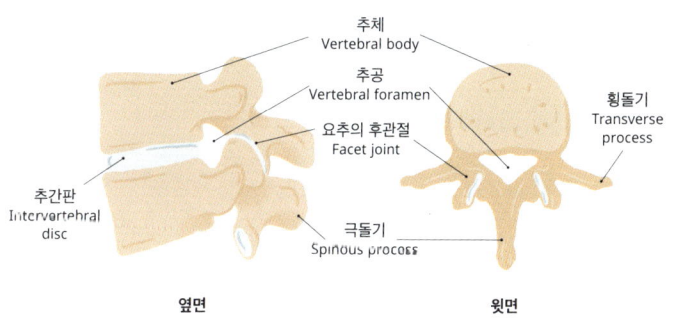

부위에 비해서 짧고 작다. 경추 후관절의 관절면은 다른 부위에 비해 수평면에 가깝게 완만한 각도를 이루고 있어서 회전운동에 가장 유리한 구조이다. 경추는 굴곡, 신전, 측굴, 회전의 모든 움직임에서 흉추나 요추에 비해 큰 가동범위를 가지는데, 이는 자유로운 머리의 움직임을 가능하게 한다. 흉추 부위는 극돌기가 다른 부위보다 길고 아래로 뻗어 서로 겹쳐져 있기에 흉추의 과신전이 제한된다. 흉추 후관절의 관절면은 관상면(신체를 앞뒤로 나누는 가상의 면)과 평행을 이루기 때문에 관상면에서 일어나는 측굴운동에 가장 유리한 구조이다. 또한, 흉추는 12개의 추체로 이루어진 분절을 가지고 있어서 회전을 할 때에도 전체적으로 큰 가동범위를 만들어낼 수 있다.

요추 부위에서는 극돌기의 모양이 사각형으로 끝이 뭉툭하고 수평으로 돌출되어 있으며, 극돌기 사이의 간격이 넓다. 요추 후관절의 관절면은 몸의 시상면(신체를 좌우로 나누는 가상의 면)과 평행을 이루고 있어서 시상면에서 일어나는 굴곡과 신전 운동에 가장 유리한 구조이다. 하지만 요추를 회전하려고 하면 후관절의 평평한 면이 서로 부딪히기 때문에 움직임이 제한된다는 점을 알고 있어야 한다.

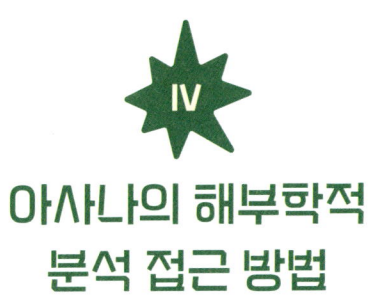

IV 아사나의 해부학적 분석 접근 방법

예시와 같은 아사나를 하기 위해서 척추와 코어에서 일어나야 하는 움직임을 설명하고, 그러한 움직임을 제한하거나 방해할 수 있는 척추와 코어의 근육을 생각해봅시다.

예시

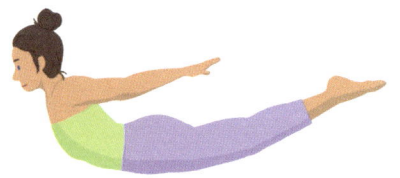

살라바아사나(메뚜기 자세)

① 필요한 척추 및 코어에서의 움직임

살라바아사나(메뚜기 자세)에서 복부가 지면에 닿은 채로 팔다리를 들어 올리기 위해서는 척추의 신전과 엉덩관절의 신전이 일어나야한다.

② **수축(강화)이 필요한 근육**(필요한 움직임을 만들어주는 근육)

- 척주기립근, 요방형근(척추 신전)
- 대둔근, 슬괵근(엉덩관절 신전)

③ **신장(스트레칭)이 필요한 근육**(움직임을 방해할 수 있는 근육)

- 장요근, 치골근, 장내전근(엉덩관절 굴곡)
- 복근 그룹(체간과 척추 굴곡)

<u>**연습 1**</u>

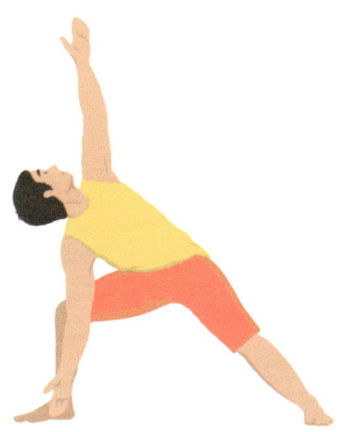

웃티타파르스바코나아사나(측각도 자세)

① **필요한 척추 및 코어에서의 움직임**

웃티타파르스바코나아사나(측각도 자세)에서 몸통을 오른쪽 허벅지에 가깝게 기울이기 위해서는 척추의 우측 측굴이 일어나야 한다.

② **수축(강화)이 필요한 근육**(필요한 움직임을 만들어주는 근육)

- 우측 복사근
- 우측 척주기립근, 요방형근

③ **신장(스트레칭)이 필요한 근육**(움직임을 방해할 수 있는 근육)
- 좌측 복사근
- 좌측 척주기립근, 요방형근

연습 2

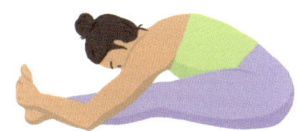

파스치모타나아사나(앉은 전굴 자세)

① **필요한 척추 및 코어에서의 움직임**

파스치모타나아사나(앉은 전굴 자세)에서 몸통과 다리가 가까워지기 위해서는 엉덩관절의 굴곡과 척추의 가벼운 굴곡이 일어나야 한다.

② **수축(강화)이 필요한 근육**(필요한 움직임을 만들어주는 근육)
- 장요근, 치골근, 대퇴직근, 봉공근(엉덩관절의 굴곡)
- 복근(척추의 굴곡)

③ **신장(스트레칭)이 필요한 근육**(움직임을 방해할 수 있는 근육)
- 대둔근, 슬괵근(엉덩관절의 신전)
- 척주기립근(척추의 신전)

요가와 척주 관련

부장가아사나(코브라 자세)를 할 때 허리가 길고 새가슴인 신체를 가졌다면 한계가 있을까요?

내 몸의 비율이나 특성을 잘 파악하고 아사나에 접근하는 것은 바람직한 자세입니다. 하지만 어떤 아사나를 접근할 때 처음부터 내 몸의 한계를 정하지는 않았으면 좋겠습니다. 아사나는 도달해야 할 목표로서 존재하는 것이 아니라, 방향을 알려주는 나침반 같은 존재로 생각하면 좋습니다.

　부장가아사나라는 아사나도 사람마다 다양한 형태로 나타나기에 어떤 모양이 옳고 어떤 모양이 그르다고 말할 수 없습니다. 스스로 그 아사나를 행할 때 몸과 마음에 어떤 작용이 일어나는지 관찰하는 것을 우선해야 합니다. 부장가아사나는 마치 치약을 짜는 것처럼 하체의 단단한 기반을 바탕으로 척추를 길게 뽑아내어 가슴을 여는, 후굴의 기초가 되는 아사나입니다.

허리가 길다면 허리의 어느 한 부위에만 강하게 찝히는 느낌이 들지 않도록 척추가 전체적으로 완만한 곡선을 그리면서도 척추 사이사이에 공간이 충분히 확보될 수 있도록 집중해야 합니다. 또한 새가슴인 경우에는 이미 흉곽이 어느 정도 앞으로 나온 것처럼 보이기 때문에 흉곽 뒤쪽 견갑골 사이의 등 부위를 조이며 척추를 한 분절씩 신전시키는 것에 집중하는 것이, 가슴을 앞으로만 내밀려고 하는 것보다 더 효과적일 수 있습니다.

결국 사람마다 다른 몸을 가지고 있고 같은 아사나라도 조금씩 다른 모양이 나타납니다. 그렇지만 아사나에 접근하는 원칙은 변하지 않으며 아사나를 통해 얻을 수 있는 효과도 다르지 않습니다. 자신의 몸에 한계를 정하기보다는 아사나 수련을 통해 자신의 몸과 마음이 가지는 무한한 잠재력에 한 걸음 더 가까이 다가갈 수 있길 바랍니다.

나바아사나(보트 자세)를 할때 허리와 엉덩이 사이에 통증이 있어요.

허리와 엉덩이 사이 부위라면 요추가 끝나는 시점이자 골반이 시작되는 연결 부위인 요천관절 부위일 것입니다. 연결 부위라서 다른 아래 허리 부위보다 상대적으로 약한 부위이기도 합니다. 나바아사나를 할 때 복부 힘이 약하다면 골반이 전방경사되면서 요천관절 쪽에 부담이 올 수 있습니다. 이 경우에는 골반을 후방경사하는 방향으로 꼬리뼈를 살짝 마는 힘을 주면서 아랫배를 척추 쪽으로 강하게 수축하는 힘을 주어 체중이 요천관절에 과하게 실리지 않도록 수련한다면 코어 힘도 기르고 그 부위의 통증도 완화될 것입니다.

발라아사나(아기 자세) 할 때 엉덩이와 발뒤꿈치가 닿지 않아요.
발라아사나를 할 때 특별히 무릎 꿇는 자세가 불편하지 않다면, 엉덩이와 발뒤꿈치가 닿지 않는 이유는 아래 허리에 쉽게 이완되지 않는 긴장이 있기 때문입니다. 척추에 붙어 있는 근육들이 이완되지 않아 긴장되고, 근육이 짧은 상태가 유지되면 엉덩이는 척추에 붙어 있기 때문에 엉덩이가 발뒤꿈치로부터 들뜨게 됩니다. 수련을 하면서 시간이 지나면 자연스럽게 아래 허리 부위의 긴장도가 낮아지면서 엉덩이가 발뒤꿈치에 가까워지는 변화를 느낄 수 있을 것입니다.

척추와 코어를 위한 요가 시퀀스

척추와 코어를 강화하는 시퀀스

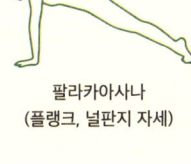
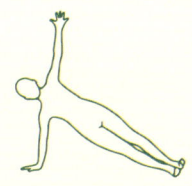

아도무카스바나아사나 팔라카아사나 바시스타아사나
(다운독) (플랭크, 널판지 자세) (사이드 플랭크)

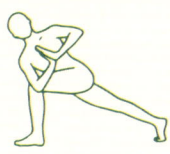
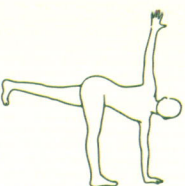
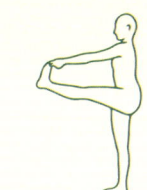

하이런지에서 아르다찬드라아사나 웃티타하스타파당구쉬타
비틀기 자세 (반달 자세) 아사나(선 다리 들기 자세)

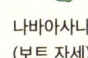
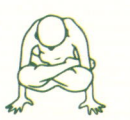
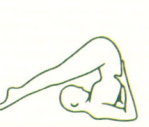
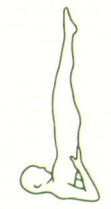

나바아사나 톨라아사나 할라아사나 살람바사르방가아사나
(보트 자세) (저울 자세) (쟁기 자세) (어깨 서기 자세)

부록

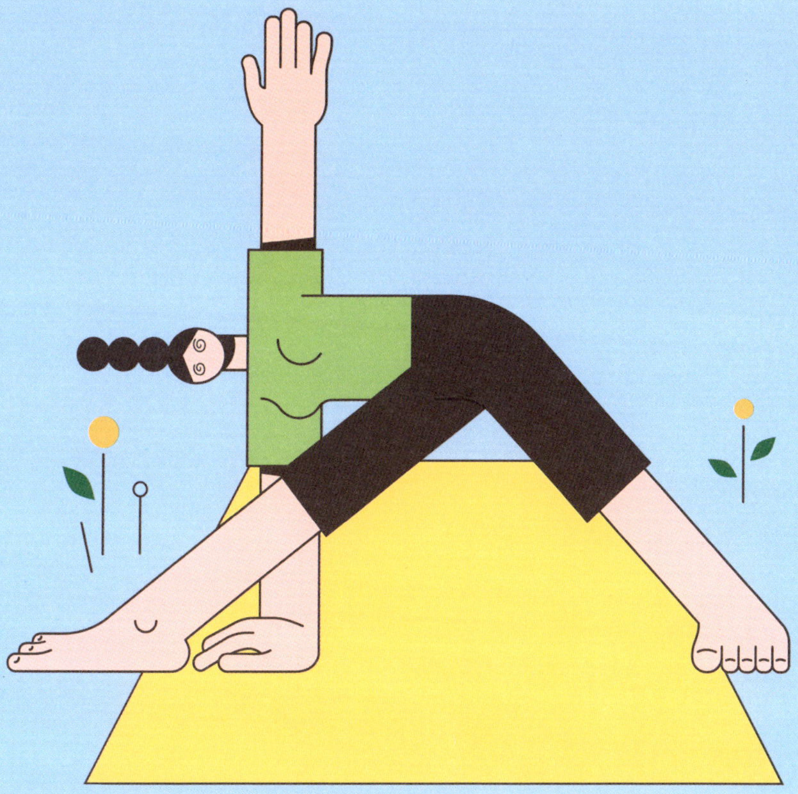

이 장에서는 앞서 다룬 중요한 근육 외에 요가를 수련하는
과정에서 익히면 좋을 정보를 따로 정리하였습니다.
요가에서의 호흡법, 요가에서 부상을 입는 경우,
우리 인체의 단면에 관한 용어를 간단하게 정리하여
보다 더 깊이 우리 몸을 이해하는 토대를 마련할 수 있습니다.

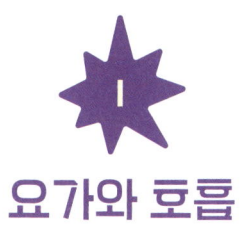

요가와 호흡

요가와 호흡의 관계

요가는 호흡과 근육을 조절하고 명상적인 요소를 결합한 수련이다. 호흡은 체내 기관과 기능을 활성화시키고, 신경계와 호르몬계를 조절하는 데 도움을 준다. 따라서 요가 수련 중에 깊고 천천히 호흡하는 것은 근육의 긴장과 경직을 완화하고, 스트레스를 줄이며, 명상의 상태를 유지하도록 도와서 몸과 마음의 균형을 의식적으로 조절할 수 있도록 해준다.

호흡을 하기 위해서는 폐가 팽창하여 공기가 들어오고, 수축하여 공기가 나가는 일련의 과정이 필요하다. 횡격막은 이러한 호흡 운동에 필수적인 역할을 한다. 횡격막의 수축은 폐의 부피를 증가시켜 공기를 흡입하는 데 도움을 준다. 반대로 횡격막의 이완은 폐의 부피를 축소시켜 공기를 내뿜는 데 도움을 준다. 또한 횡격막은 복부 내부의 압력을 제어하는 중요한 역할을 한다. 복부 내부 압력을 유지함으로써, 체내 기관들이 제대로 작동하고, 좋은 자세를 유지할 수 있도록 하여 척추와 관련된 건강 문제를 예방하는 데에 도움을 준다.

호흡 순환의 해부학

들숨(흡기, Inhalation) 숨을 마시면, 횡격막은 수축하고 아래로 내려가 납작해지면서 흉곽의 부피는 증가한다. 흉곽의 부피가 증가하면, 폐로 공기가 들어올 수 있도록 공간이 생기고 폐 속의 기압이 낮아져서 공기가 빨려 들어올 수 있다. 공기는 콧구멍과 비강을 통과하여, 인두(Pharynx)와 후두(Larynx)를 통과하고, 기관

호흡기계의 구조

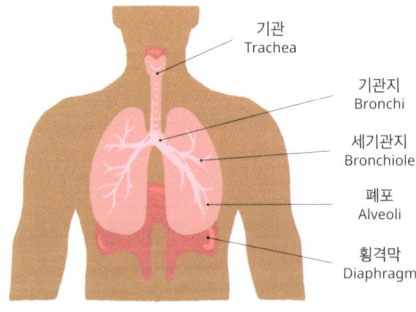

(Trachea)으로 들어간다. 그다음에 공기는 기관지(Bronchi)와 세기관지(Bronchiole)를 통과해 폐로 들어간다. 공기가 폐로 들어가면, 폐포(Alveoli)에 도달해서 가스 교환을 하게 되고, 이때 산소와 이산화탄소가 서로 혈류의 안팎으로 교환된다.

폐포에서 산소 분자들은 모세혈관으로 들어가서 적혈구에 부착된다. 이렇게 산소가 부착된 적혈구는 폐정맥으로 들어가서 심장의 좌심방으로 들어간다. 그다음에 혈액이 심장의 좌심실로 들어가고, 좌심실은 수축을 통해 동맥과 모세혈관의 네트워크로 몸속의 모든 세포에 산소가 풍부한 혈액을 공급한다.

날숨(호기, Exhalation) 세포 안에서 미토콘드리아는 에너지를 얻기 위해 당, 지방 그리고 단백질을 태우고, 이산화탄소는 이 과정의 부산물로 발생한다. 이산화탄소는 우리 몸에 필요 없는 생화학적 폐기물이기 때문에 몸은 이산화탄소를 내보내기 위한 과정을 시작한다. 이산화탄소는 세포벽을 통과하여 모세혈관으로 들어가고, 정맥은 이산화탄소가 풍부한 혈액을 심장의 우심방과 우심실로 운반한다. 혈액이 폐포에 도달하면, 이산화탄소는 혈류에서 나와서 폐로 전달된다. 이때 횡격막이 이완되어 흉곽의 부피와 압력을 감소시키면서 날숨을 시작한다. 폐에서의 압력 변화는 공기와 이산화탄소를 폐로부터 기도, 인두, 후두, 비강으로 밀어내서 콧구멍으로 날숨이 일어나도록 한다.

호흡의 원동력 대부분의 상황에서 우리가 숨을 쉬게 하는 주요 자극은 산소를 가지고 들어오기 위함이 아니고, 이산화탄소를 제거하기 위한 것이다. 다시 말해, 몸은 필요한 것을 얻으려고 하는 것보다 필요하지 않은 것을 제거하기 위해 더 노력한다. 이산화탄소를 제거하지 않으면 혈액은 더 산성이 되고, 이는 몸의 세포 기능을 손상시킬 수 있기 때문이다. 뇌간(Brainstem)은 혈액의 산성도(pH)를 유지하도록 미세하게 조정하는 역할을 한다. 따라서 산성도가 정상보다 더 산성에 가까워지면, 뇌간은 스트레스 반응을 시작하고 횡격막에게 산소를 더 들여와서 혈액의 산성도를 다시 정상에 맞출 수 있도록 호흡을 시작하라는 메시지를 보낸다.

아사나 수련에서 호흡을 사용하는 방법

전굴을 할 때는 숨을 내쉬기 숨을 내쉬면 폐가 비워지고 몸통을 더 납작하게 만들어주기 때문에 앞으로 숙일 때 상체와 하체 사이에 물리적인 부피가 감소한다. 따라서 숨을 들이쉴 때 보다 내쉴 때 심박수도 줄어들고 이로 인해 이완 반응을 유도할 수 있다. 전굴은 몸을 이완하고 마음을 진정시켜주는 효과가 있는 자세이기에 숨을 내쉴 때 자세의 효과와 전굴의 깊이를 향상할 수 있다.

가슴을 열거나 들어 올릴 때는 숨을 마시기 가슴을 여는 후굴 자세는 가슴 속 공간을 증가시켜서 폐, 흉곽 그리고 횡격막에게 공기를 채워 넣을 수 있는 공간을 내어줄 수 있다. 숨을 마실 때 심박수는 올라가는데, 이는 에너지 각성을 증가시키고 근육에 더 많은 혈액을 공급하도록 한다. 또한 깊은 들숨은 근육을 사용하는 노력이 필요한데, 이는 근육을 활성화하는 효과가 있다. 가슴을 열고 들어 올리는 자세들은 종종 수련에 에너지를 불어넣는 요소이기 때문에, 이러한 자세들과 들숨을 같이 하면 호흡의 효과를 최적으로 활용하게 된다.

비틀기를 할 때는 숨을 내쉬기 비틀기 동작에서 들숨은 자세를 준비할 때(예를 들어 척추를 비틀기 전에 길게 늘리기), 날숨은 비틀기 동작과 함께 한다. 이는 폐를 비울 때 흉곽이 더 멀리 회전할 수 있

부위별 움직임	들숨시(Inhale)	날숨시(Exhale)
어깨(Shoulders)	들어 올림(Lift up) 뒤로 밈(Push back)	떨어짐(Fall down) 앞으로 밈(Push forward)
가슴(Chest)	확장(Expansion)	수축(Constriction)
윗 등(Upper back)	신전(Extension)	굴곡(Flexion)
아래 허리(Lower back)	뒤로 꺾임(Arches back)	앞으로 말림(Rounds forward)
복부 근육 (Abdominal muscles)	팽창(Expansion) 긴장됨(Tense)	수축(Constriction) 이완됨(Relaxed)
척추(Spine)	길어짐(Elongation) 강함(Strong)	짧아짐(Shortening) 유연함(Flexible)

도록 더 많은 물리적인 공간이 생기기 때문이다. 또한 비틀기 동작은 요가에서 디톡스(정화, 해독) 효과가 있다고 설명하는데, 비틀기를 할 때 숨을 내쉬는 것 또한 호흡의 노폐물인 이산화탄소를 배출하는 호흡의 정화 과정과도 통한다.

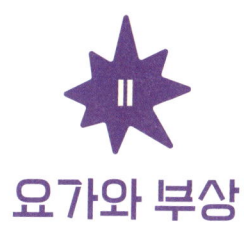

요가와 부상

요가 중 통증을 느낄 때

요가 아사나를 수련할 때 자신의 육체적인 한계점을 탐색하는 과정에서 정신적·육체적인 어려움과 불편함이 있을 수 있지민, 어떠한 통증도 있어서는 안 된다. 특히 관절과 가까운 부위에서 국소적으로 날카롭게 나타나는 통증, 구체적으로 표현할 수 있으며 반복적으로 재현되는 통증은 부상으로 이어질 수 있어 주의해야 할 통증이다. 이러한 통증이 있을 때는 더 깊게 동작으로 들어가지 않고 한 걸음 물러나 내 몸을 관찰해야 한다.

쉽게 말해, 언제 어디가 어떻게 아프다고 정확하게 짚고 표현할 수 있는 통증이 반복되는 경우, 염증을 일으키고 더 큰 구조적인 손상을 일으키는 부상으로 이어진다. 따라서 그런 통증을 느끼는 경우, 통증이 느껴지지 않는 범위까지 물러나야 하고 그 동작을 통증 없이 할 수 있는 다른 방법을 생각해봐야 한다. 앞서 다루었듯이 블록이나 스트랩과 같은 보조 도구를 사용하거나, 비슷한 효과를 가지는 다른 아사나로 대체하는 방법 등이 있을 수 있다. 아사나는 수련의 결과가 아닌 도구이다. 그렇기 때문에 내 몸을 아사나에 맞추는 것이 아니라 아사나를 내 몸에 맞춰서 하는 것에 대해 부끄러워하거나 거부감을 느낄 필요가 없다.

우리는 요가를 통해서 집중하고 현상에 과하게 반응하지 않기 위해 훈련한다. 아사나들은 그런 과정에서 자신의 육체적·정신적 한계점을 시험하도록 만드는 도구이다. 강한 육체적·정신적 탄력성과 회복력을 가지기 위해서는 힘든 상황에 맞닥뜨리는 것이 필요하기 때문이다.

요가를 하면서 생기는 부상의 대부분은 스스로의 한계점을 충분히 탐색해보지 않고, 그저 모양을 만들기 위해 과하게 근육을 늘리거나 힘을 줄 때 많이 일어난다. 따라서 요가의 모든 아사나는 자신의 몸 전체를 인지하고 조절할 수 있는 한계점 안에서 행해져야 하고, 충분한 시간을 들여 그 한계점을 확장하는 것이 곧 아사나의 발전으로 이어진다. 그 과정에서 정신과 육체의 불편함을 관찰하게 되고, 다양한 움직임의 범위, 몸의 정렬, 아사나의 강도를 탐색하면서 비로소 요가의 치유적인 효과를 경험할 수 있게 된다.

요가에서의 부상을 피하기 위해 고려해야 하는 요소

요가의 어떤 자세에서도 부상을 예방하기 위한 단 하나의 옳은 방법 혹은 정렬은 존재하지 않는다. 요가에서 부상을 예방하기 위해서는 수련자의 상태와 함께 적당한 속도와 강도, 숙련된 정렬, 자세를 유지하는 시간과 반복 횟수라는 요소들을 고려해야 한다.

개개인의 필요에 부합하는 숙련된 정렬을 적용하는 것은 과도한 스트레스가 몸의 한곳에 집중되지 않도록 분산시킨다. 하지만 올바른 정렬에 맞추어 수련할지라도 수련의 속도와 강도, 반복 횟수, 유지 시간이 지나치거나, 반대 방향으로 보완해주는 자세나 동작이 함께 이루어지지 않는 경우에 반복적인 과부하 스트레스로 인한 부상으로 이어질 수 있다. 또한 몸이 보내는 위험 신호를 감지할 수 없을 정도로 과도히게 빨리 움직이거나, 특정 시간이나 기간 안에 결과를 얻으려고 하는 것도 부상의 원인이 되기 쉽다. 즉, 정렬은 요가에서 부상을 최소화하기 위해서 고려해야 할 여러 가지 요소 중에 하나일 뿐이며, 앞의 부상 방지를 위한 요소들을 의식하고 평생 지속 가능한 수련이라는 넓은 관점에서 자신의 요가 수련을 바라볼 수 있어야 한다.

요가를 수련할 때 강사가 교정자로서 내 몸의 정렬을 바꾸기 위해 언어적인 큐잉 이외에 신체적인 어저스트(교정)를 사용하기도 한다. 강도 기반의 어저스트는 수련자의 수동적인 가동 범위를 늘리기 위해 교정자의 힘이나 무게를 이용한 어저스트로, 최소한으로 사용해야 한다.

수련자가 한 자세에서 더 이상 진행하지 못하고 멈추는 이유는 인체의 한계점에서 멈추라는 신호를 보내는 생체 피드백을 받았기 때문이다. 이러한 신체적인 한계점을 맞이했을 때 외부의 힘이 가해지는 ― 수련자가 자신의 근육을 개입시키지 않고 있었거나 스스로 근육을 개입시킬 수 없을 정도의 강한 어저스트를 받는 ― 경우에 근육은 수동적인 가동 범위를 넘어서게 된다. 그리고 이는 과신장 손상으로 이어질 수 있다. 다시 말해, 외부의 힘을 이용해서 한계를 뛰어넘으려고 하면 부상을 유발할 수 있다. 오히려 이완, 호흡, 반복을 통해 수련자 본인의 힘으로 그 한계점을 넘는 것이 바람직하다.

교정자가 수련자에게 손으로 어저스트를 할 때는 동작에서 움직이지 않는 부분에 체중을 실어 고정하고 안정시키는 방향으로 어저스트해야 한다. 동작에서 움직이는 부분에 어저스트 하는 것은 주의해야 한다. 즉, 아사나의 기반을 단단히 뿌리내려주는 느낌으로 어저스트하는 것이 바람직하다.

요가를 수련하거나 지도할 때 나 자신과 남을 해치지 않는 아힘사(Ahimsa)의 정신을 지키기 위해서, "요가는 모든 사람을 위한 것이지만 모든 아사나가 모든 사람을 위한 것은 아닐 수 있으며, 또한 모든 아사나가 사람의 모든 생애주기에 적합하지 않을 수도 있다"는 말을 이해하면서 수련하는 것이 좋다.

또, 집중된 스트레스를 관리하는 것이 요가에서의 부상을 예방할 수 있다. 국소적으로 집중된 스트레스는 부상을 야기한다. 우리 몸의 근골격계는 근막이라는 구조를 통해 스트레스를 골고루 분산시키는 방향으로 진화했다. 요가에서 평정, 균일성, 감각의 균형을 추구하는 것 또한 우리 몸이 원하는 것과 다르지 않다.

예를 들어, 파스치모타나아사나(앉은 전굴 자세)에서 슬괵근이 부착된 좌골 부위에서만 강하게 당겨지는 느낌이 있고 다른 몸의 후면 부위들은 골고루 느껴지지 않는 경우, 우르드바다누라아사나(위를 향한 활 자세)에서 아래 허리 부위에서만 강하게 수축하는 느낌이 있고 어깨와 등의 뒷면에는 힘이 들어가는 느낌이 별로 없는 경우, 이 두 경우처럼 부분적으로 집중된 스트레스가 느껴진다면 스트레스가 몸 전체적으로 골고루 분산될 수 있도록 의식적으로 노력해야 한다. 즉, 요가를 할 때 특정 부위의 독주가 아닌 몸 전체가 오케스트라의 협연과 같은 느낌으로 유기성 있게 움직여야 한다.

요가 수련에서 흔히 발생하는 신체 부위별 통증과 부상

여기서는 앞서 다루지 않은 신체 부위에서 발생할 수 있는 요가 중 느낄 수 있는 통증과 부상을 간단하게 다루었다. 요가 수련 도중 자신의 신체 어딘가에서 통증이 느껴지지는 않는지 들여다 보아야 우리가 겪을 수 있는 여러 부상에 대비할 수 있다.

목과 어깨: 요가 수련 후 발생하는 목과 어깨의 긴장 해소법

팔을 머리 위로 들어 올릴 때 어깨를 으쓱하면서 목과 어깨의 연결 부위도 같이 긴장하게 된다. 이로 인해서 견갑거근과 사각근(Scalene)이 과하게 타이트해지는 경향이 있다. 부분적인 해결 방법은 이 부위의 마사지를 통해 이완하는 것이다. 전신 근육의 균형을 위해서는 요가 수련에서 많이 하게 되는 오버헤드 동작과 대비되는 견갑골의 하강과 후인 동작을 시퀀스에 추가할 수 있다. 견갑골의 하강과 후인을 일으키는 대표적인 동작에는 살라바아사나(메뚜기 자세)에서 양 팔꿈치를 'ㄴ' 자로 굽혀서 날개뼈(견갑골)를 조여주며 아래로 끌어내리는 동작이 있다.

팔꿈치: 요가 수련에서 팔꿈치 과신전을 피하는 방법

사람에 따라 팔꿈치를 완전히 신전했을 때, 약간 굽어 있거나 똑바로 펴지거나 과하게 펴진 상태일 수 있으며 그 정도도 각각 다르다. 다음의 그림 중 일반적으로 똑바로 펴진 상태에 해당하는

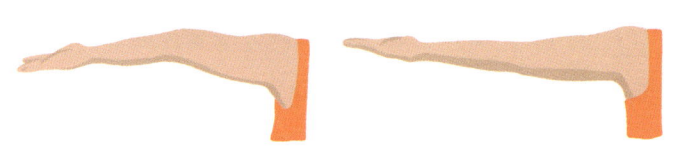

오른쪽 그림과 비교해서 보면, 왼쪽 그림은 팔꿈치가 똑바로 펴진 상태를 넘어서 오히려 반대 방향으로 구부러진 것처럼 보이는데, 이러한 상태를 과신전이라고 한다.

과신전은 다양한 정도로 나타나는데, 왼쪽 그림처럼 더 심할 수도 있고 똑바로 펴진 직선 상태보다 약간 넘어선 상태일 수도 있다. 과신전을 가지고 있다 해서 몸이 크게 '잘못된' 것은 아니다. 다만 요가 수련을 할 때 팔꿈치가 과신전되면 힘이 잘못된 방향으로 가해질 수 있으며, 이로 인해 관절낭과 연골을 닳게 만들고 해당 관절을 약화시키며 연결된 다른 관절에도 부담을 줄 수 있다. 팔꿈치관절(팔꿉관절)에서의 과신전을 피할 수 있는 네 가지 방법을 소개한다.

① 팔꿈치를 '더 이상 펴지지 않을 때까지 펴는 것' 피하기

팔이 완전히 펴진 상태로 무게를 지탱해야 하는 자세에서 팔꿈치관절을 더 이상 펴지지 않을 때까지 펴면 신체 무게가 관절과 뼈에만 가해지고 근육은 이 무게 지탱에 관여하지 않게 된다. 핸드스탠드, 아도무카스바나아사나(다운독), 사이드플랭크 등의 자세에서 가능한 한 팔꿈치관절의 주변 근육을 통해 관절을 지지할 수 있도록 해야 한다.

② 서로 반대되는 힘을 통해 균형 잡기

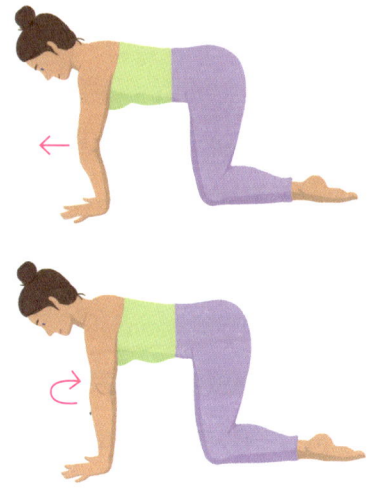

팔꿈치 과신전이 있는 경우에는 첫 번째 그림과 같이 보통 팔꿈치가 바깥쪽으로 돌아가려는 힘이 안쪽으로 돌아가려는 힘보다 커서 팔꿈치 안쪽 주름이 앞을 향하게 된다. 이때 두 번째 그림과 같이 팔꿈치가 펴진 상태에서 손으로 체중을 지지하는 자세를 한 후 엄지손가락과 검지손가락 쪽에 무게를 실어서 팔꿈치가 안쪽으로 돌아가려는 힘이 바깥쪽으로 돌아가려는 힘과 균형이 맞춰지도록 한다. 특히 검지손가락을 움켜쥐듯이 굽히면 팔꿈치의 과신전을 약간 억제하고 줄일 수 있다. 이렇게 팔꿈치 과신전과 반대되는 방향으로 힘을 주게 되면, 자연스럽게 팔꿈치 안쪽의 주름이 서로 마주 보는 모양이 된다.

③ 팔을 머리 위로 올리는 자세에서 팔꿈치관절을 미세하게 굽히기

팔꿈치의 과신전으로 인한 불편함이나 통증이 있는 수련자의 경우, 비라바드라아사나1(전사 자세1)과 우르드바하스타아사나(손을 머리 위로 들어올려 합장하는 자세)에서와 같이 팔을 머리 위로 올리는 자세에서 팔꿈치관절을 나만 알 수 있을 정도로 미세하게 굽히는 것은 불편함을 완화하는데에 도움이 될 수 있다.

④ 상완골의 상단을 어깨 소켓 안으로 당기기

손으로 체중을 지탱하는 자세를 하는 동안 위팔뼈의 윗부분을 어깨의 소켓 안으로 당기려고 하면, 견갑대와 일부 등 근육을 개입시킬 수 있다. 이는 다른 부위에서의 근육 개입이 부족해 보상적으로 팔꿈치관절에 체중 부하가 집중되는 것을 방지한다.

손목: 손과 손목을 지켜주는 수궁 만들기 연습

요가 초심자들이 가장 많이 힘들어하는 것 중 하나가 바로 손목 통증이다. 인간의 몸은 발에 체중을 지지하도록 설계되어 있으며, 이동하기 위해 손을 사용하지 않아도 되도록 진화했다. 하지만 아도무카스바나아사나(다운독), 차투랑가, 그 외 손으로 체중을 지지하는 다른 요가 자세들은 요가 수련에서 중요한 비중을 차지한다. 따라서 손으로 체중을 지지하는 요가 자세에서 주의를 기울이지 않고 잘못된 방식으로 손과 손목을 사용하게 되면, 손목 통증이 나타나는 것은 당연하다. 요가 수련에서의 손목 통증을 해결하기 위해서는 먼저 가장 기본적인 요가 자세라고 할 수 있는 아도무카스바나아사나에서 손으로 단단한 기반을 찾는 것부터 시작해야한다.

우리의 양발은 체중을 효과적으로 지탱하고, 걸을 때나 달릴 때의 충격을 흡수하는 아치 구조(족궁)를 가지고 있어서 인간의 직립보행을 가능하게 한다. 이처럼 손으로 지지하는 요가 자세를 수련할 때도 손바닥의 오목한 부분을 이용해 아치 구조를 만들어서 체중 분산과 충격 흡수가 가능한 단단한 기반을 만드는 것이 중요하다.

요가 초심자들에게 그림 ①과 같이 손으로 매우 좁고 무너진 기반을 만드는 모습이 자주 관찰된다. 이런 경우, 먼저 손가락 간의 간격을 넓히고 손가락 끝을 바닥 쪽으로 누르는 힘을 줘야 한다. 또한 초심자들은 엄지와 검지손가락을 매트에 누르는 대

힘과 압력의 방향

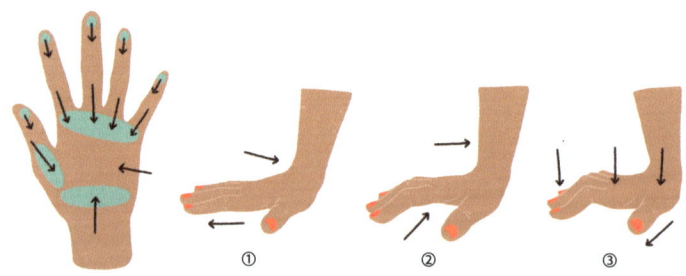

신 손과 손목의 바깥쪽으로 체중을 싣는 경향이 강하다. 이 또한 체중 부하가 균등하게 분배되지 않기 때문에 손목에 스트레스를 주며, 요가에서 손목 바깥쪽 통증의 흔한 원인이 될 수 있다.

숙련자들은 일반적으로 손가락을 넓게 벌리고 10개의 손가락에 모두 힘을 준다. 위의 세 그림 중 ②와 ③은 모두 열 손가락을 모두 벌리며 손가락에 힘을 주고 있다. 하지만 그림 ②에서는 손바닥과 손가락이 이어지는 부위가 지면에 닿지 않아 손가락과 손목 두 부위로 체중이 분산되어 그림 ①보다는 덜하지만 그래도 여전히 손목 쪽으로 대부분의 부담이 가고 있다. 그림 ③에서는 손바닥을 컵 모양으로 움켜쥐는 커핑(cupping) 동작을 통해 손목과 손에 자연스러운 아치가 형성되어 손가락, 손가락과 손바닥이 만나는 부위, 손꿈치 이 세 부위로 체중이 골고루 분산되고 손목이 잘 지지되는 모습을 보여주고 있다.

그림 ③과 같이 손의 아치를 살리기 위해서는 먼저 검지에서 약지손가락이 손바닥에 연결되는 손바닥의 관절 부위를 매트 쪽으로 누르면서 손가락 끝에서부터 매트를 움켜쥐는 듯 힘을 주어야 한다. 이렇게 움켜쥐는 힘을 주기 위해서는 아래팔 부위에 있는 손목 굴곡근의 적극적인 개입이 필요하다. 이렇게 하면 단순히 손과 손목의 골격 구조에 수동적으로 기대어 체중을 싣는 것이 아니라, 근육의 힘을 사용해서 체중을 지탱해줄 수 있는 단단한 아치 기반을 만들 수 있다. 그래서 손을 기반으로 하는 요가 자세에서 손목관절에 가해지는 부하를 덜어주는 것이다.

정리하자면, 손을 기반으로 하는 요가 자세에서 손목 통증과 부상을 예방하기 위해서는 손가락을 적당한 간격으로 넓혀야 한다. 그리고 손꿈치, 손가락과 손바닥이 연결되는 관절 부위, 손가락 끝 부분을 아래로 누른 뒤에 매트나 바닥을 손으로 움켜쥐어서 손바닥 중앙이 부항컵과 같이 약간 뜨는 느낌이 있을 정도로 힘을 주어야 한다.

엉덩관절: 슬괵근(햄스트링) 과신장 문제가 있을 때의 아사나 수련

슬괵근이 과하게 당겨져 늘어난 경우에는 슬괵근의 강화가 필요하다. 슬괵근 강화를 위해 추천하는 방법은 다음과 같다. 첫 번째, 후굴, 런지, 선 자세와 같이 슬괵근을 강화할 수 있는 요가 자세를 시퀀스에 추가한다. 예를 들어 살라바아사나(메뚜기 자세), 세투반다아사나(다리 자세), 하이 런지가 있다. 이 동작들을 할 때 슬괵근이 부착되어 있는 좌골 부위인 엉덩이 아래 부분에 손을 대고 슬괵근에 힘이 들어가는지 확인한다. 두 번째, 시퀀스에서 전굴의 횟수를 줄이고 너무 깊게 전굴하지 않는다. 전굴을 할 때 상체의 일부가 허벅지에 닿는 정도면 충분하다고 생각하고 더 밀어붙이는 것은 피해야 한다.

무릎과 발목: 무릎 꿇고 앉는 자세에서 무릎과 발목 부위의 통증

무릎 꿇고 앉는 자세에서 발목은 완전히 족저굴곡(140쪽 참고)되고, 무릎은 완전히 굴곡되도록 체중이 실리게 된다. 만약에 무릎 꿇고 앉는 자세가 많이 어렵다면, 발목과 무릎의 관절 가동 범위가 충분하지 않은 상태일 수 있다. 이는 오랫동안 굳어진 생활 습관 때문일 수도 있고, 타고난 자기 몸의 특성일 수도 있다.

무릎을 꿇을 때 늘어나는 발목 부위는 거의 뼈와 인대로만 이루어져 있다. 인대는 근육보다 신축성이 떨어져서 잘 늘어나지 않고, 억지로 늘리려고 하면 심한 통증을 느낄 수 있다. 따라서 무릎 꿇는 자세에서 억지로 발등을 늘리기보다는 부드러운 수건이나 담요를 말아서 발등과 매트 사이에 넣어 발등이 뜨는 부위를 지지해주는 것이 좋다. 그것과는 별개로 발등의 유연성을 기르고 싶다면, 체중이 실리지 않은 상태에서 발목이 족저굴곡하는 방향으로 능동적, 수동적인 스트레칭 운동을 요가 전후로 같이 해주면 발목의 가동성을 늘리는 데에 도움이 된다.

무릎을 꿇는 자세에서 무릎에 통증이 있다면, 억지로 통증을 참아가면서까지 자세를 하는 것은 좋지 않다. 무릎관절에 무리가 가기 때문이다. 무릎을 꿇기 위해서는 무릎관절이 굴곡되어야 하는데, 이때 뼈와 뼈가 가까워지는 방향으로 운동이 일어나게 된다. 이렇게 뼈와 뼈가 가까워지는 운동에서 통증이 있는데도 그 운동을 억지로 하게 되면 관절을 이루고 있는 구조들이 서로 충돌하면서 관절 내부에 손상을 입힐 수 있다. 따라서 무릎을 꿇을 때 무릎 뒤 오금 부위에 수건을 이용해 공간을 확보하면, 보다 안전하고 통증 없이 무릎 꿇는 자세를 통한 효과를 충분히 누릴 수 있다.

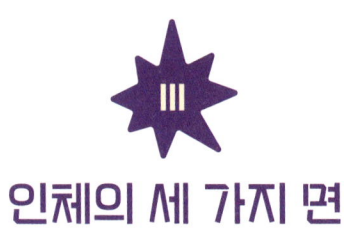

인체의 세 가지 면

우리 인체의 단면에 대한 용어를 알아보자. 인체의 세 가지 면은 관상면, 시상면, 수평면으로 나눌 수 있다. 관상면은 이마면, 수평면은 횡단면으로 표기하기도 한다.

인체의 세 가지 면

관상면 Coronal plane
(이마면 Frontal plane)

시상면 Sagittal plane

수평면 Horizontal plane
(횡단면 Transverse plane)

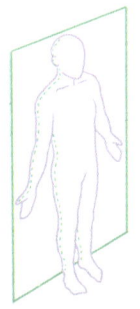
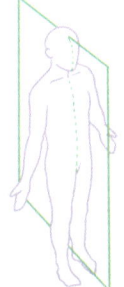
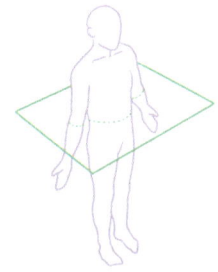

관상면은 신체를 앞뒤로 나누는 가상의 면을 말한다. 관상면에서의 움직임은 외전, 내전과 같이 좌, 우로 일어나는 움직임을 말한다.

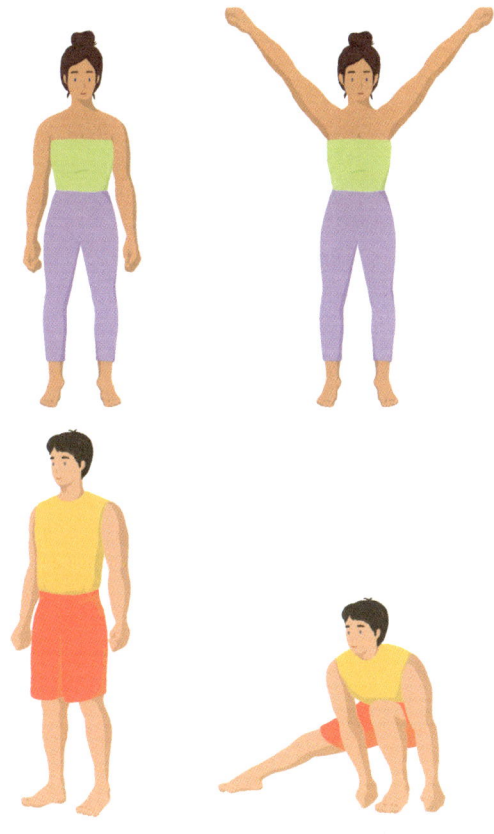

관상면에서의 움직임

시상면은 신체를 좌우로 나누는 가상의 면을 말한다. 시상면에서의 움직임은 굴곡, 신전과 같이 앞뒤로 일어나는 움직임을 말한다.

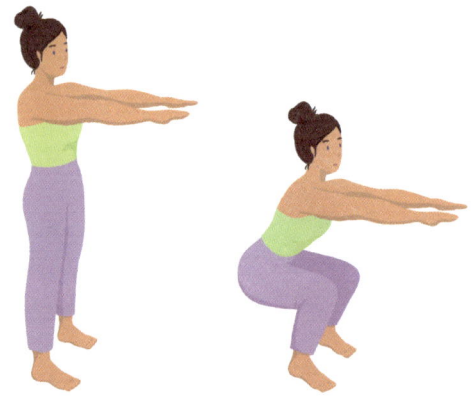

시상면에서의 움직임

수평면은 인체를 위아래로 나누는 면을 말한다. 수평면에서의 움직임은 내회전, 외회전, 축회전의 움직임을 말한다.

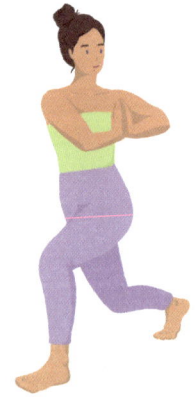

수평면에서의 움직임

관상면, 시상면, 수평면에서의 움직임은 각각 다음 아사나로 예시를 들 수 있다. 시상면에서 척추 굴곡 운동이 일어나는 웃타나아사나(선 전굴 자세), 수평면에서 척추의 축회전 운동이 일어나는 파리브리타트리코나아사나(비튼 삼각 자세), 관상면에서 양 팔다리의 외전 운동이 일어나는 비라바드라아사나2(전사 자세2). 이 세 아사나를 직접 해보면서 내 몸을 이해하는 초석을 마련해 보자.

각 부위별 뼈와 근육 이름 적어보기

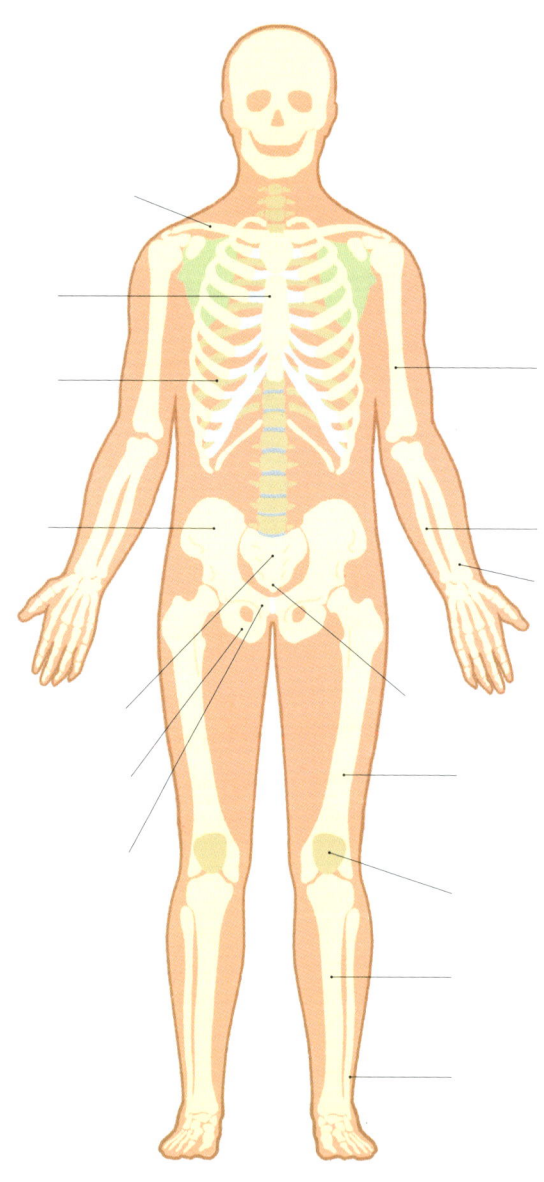

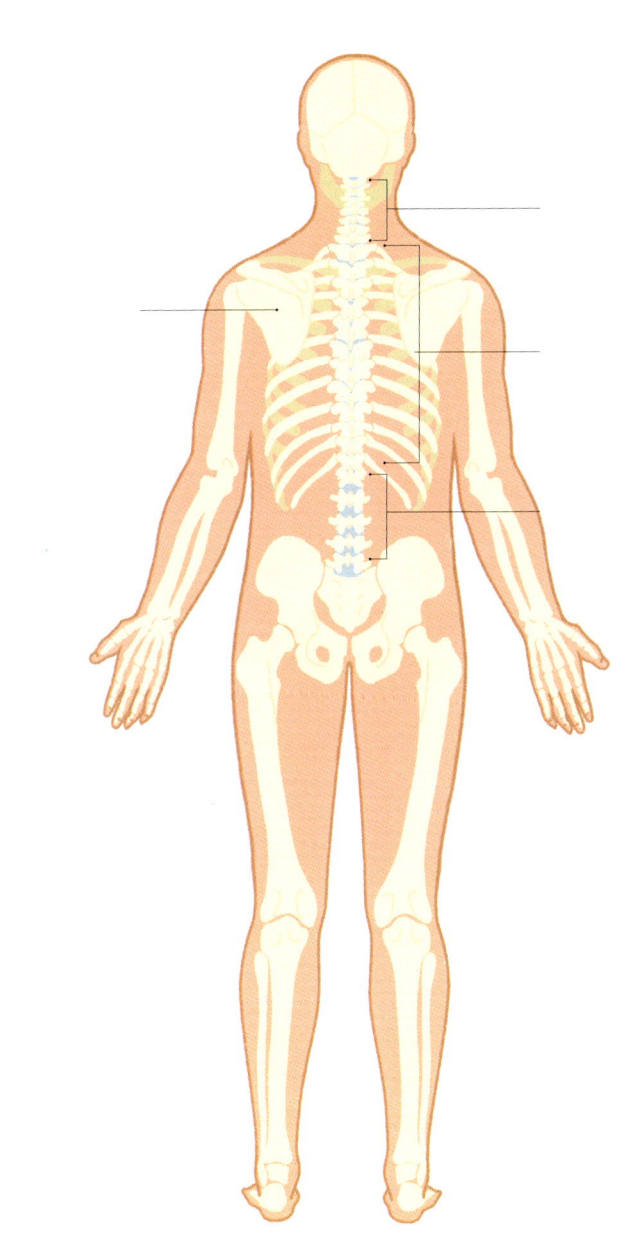

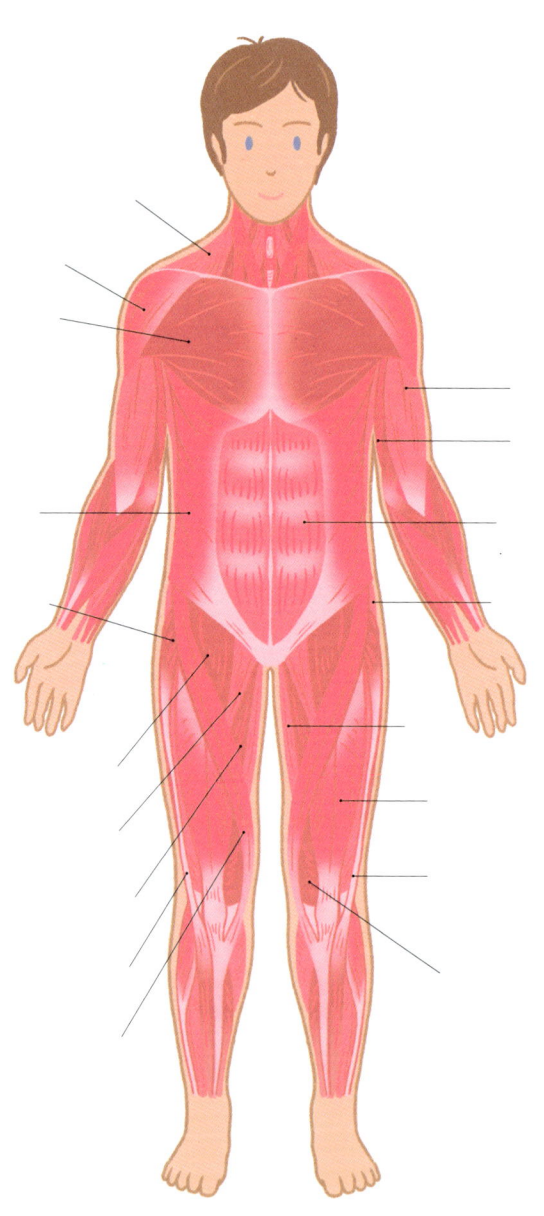

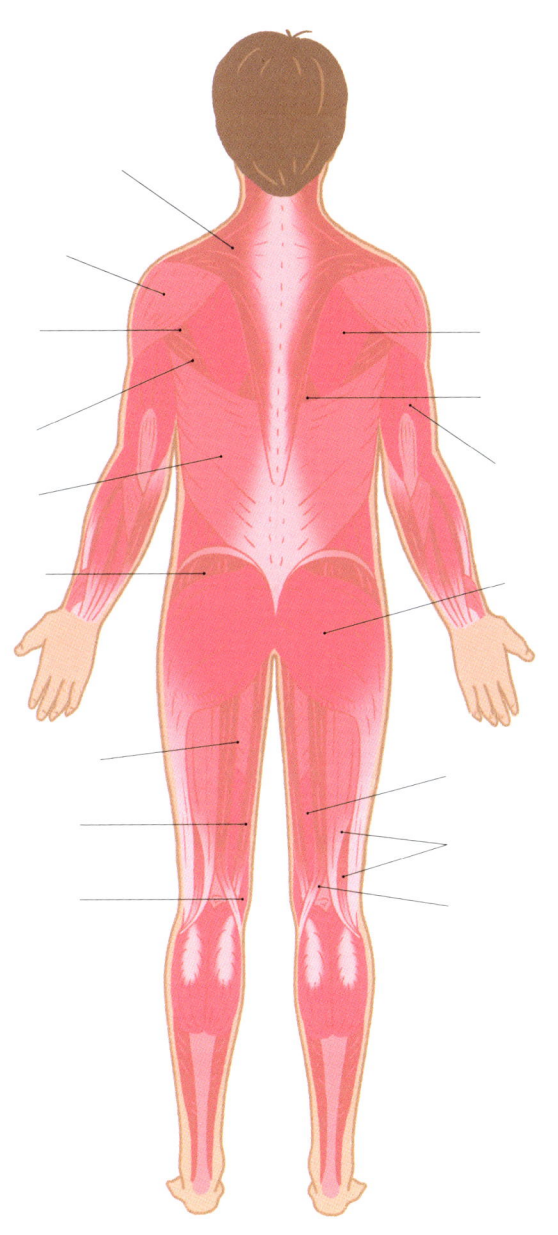

참고자료

- David Keil, *Functional Anatomy of Yoga : A Guide for Practitioners and Teachers*, Lotus Publishing, 2014. (데이비드 카일, 최우석 옮김, 『요가 기능해부학』, 영문출판사, 2017.)

- 조셉 M. 도넬리, 대한임상통증학회 옮김, 『통증유발점의 기전과 치료』, 영문출판사, 2021.

- 안익현, 『근육학』, 엠디월드, 2011.

- Neumann Donald, *Kinesiology Of The Musculoskeletal System*, Mosby, 2010.

- Thomas W. Myers·Susan K. Hillman, *Anatomy trains*, ANATOMY TRAINS, 2004. (토마스W. 마이어스, 김성환 옮김, 『근막경선 해부학』, 영인미디어, 2021.)

- Shirley A. Sahrmann, *Diagnosis and Treatment of Movement Impairment Syndromes*, Mosby Inc, 2001. (셜리 샤만, 권오윤 옮김, 『운동손상증후군의 진단과 치료』, 범문에듀케이션, 2022.)

- 척추신경추나의학회, 『부정렬증후군(2판)』, 엘스비어코리아, 2013.

- 남광우·김상림, 「고관절의 해부학」, 『제주의대학술지 Vol.6』, 제주대학교 의과학연구소, 2009.
- Maks Gold·Akul Munjal·Matthew Varacallo, "Anatomy, Bony Pelvis and Lower Limb, Hip Joint", Stat Pearls Publishing, 2023.
- 김용식·권순용·한석구, 「Anatomy and Biomechanics of the Hip」, 『대한고관절학회지 21권 2호』, 대한고관절학회, 2016, p.94~106.
- Mayer F·Baur H·Hirschmuller A et al, "The quantification of reciprocal shoulder strength relation in various working modes at different movement velocities". *ISOKINETICS AND EXERCISE SCIENCE 9*, 2001, p.73~77.
- Jason Crandell Yoga Method 사이트 (jasonyoga.com)

요가 하는데 왜 아프죠?

ⓒ 이재은·요니원, 2023

초판 1쇄 발행일　2023년 8월 28일
초판 2쇄 발행일　2025년 9월 1일

지은이　　이재은 요니원
펴낸이　　정은영
편집　　　박진혜
마케팅　　최금순 이언영 연병선 송의정 김정윤
제작　　　홍동근

펴낸곳　　(주)자음과모음
출판등록　2001년 11월 28일 제2001-000259호
주소　　　10881 경기도 파주시 회동길 325-20
전화　　　편집부 (02)324-2347 경영지원부 (02)325-6047
팩스　　　편집부 (02)324-2348 경영지원부 (02)2648-1311
이메일　　munhak@jamobook.com

ISBN 978-89-544-4901-4 (13510)

잘못된 책은 교환해 드립니다.
이 책의 판권은 지은이와 (주)자음과모음에 있습니다.
이 책 내용의 전부 또는 일부를 사용하려면 반드시 양측의 서면 동의를 받아야 합니다.